保健所の「コロナ戦記」
TOKYO 2020-2021

関なおみ

光文社新書

保健所のコロナ戦記
in **TOKYO 2020-2021**

2020年から2021年までの

大いなる感染症の流行に襲われた東京における

公的および私的なもっとも驚くべき出来事の報告

あるいは覚書

その間ずっと東京都内の公衆衛生行政機関で働いていた

公衆衛生医師による未公開の著書

A Journal of the COVID-19 arising year:

Being observations or memorials of the most
remarkable occurrences, as well public as private,
which happened in Tokyo during the last great
visitation in 2020 - 2021:
Written by a public health doctor who continued
working at the local government all the while in Tokyo:
Never made public before

はじめに――ミッション・インポッシブル（もしくは、闘う公衆衛生医師）――

任務につくまえに、ひとこといっておきたい。決して忘れないでくれ。任務を立派に果たしても、だれからも感謝されることもないし、トラブルに巻き込まれても、だれも助けてくれない。いいね？

（『英国諜報員アシェンデン』サマセット・モーム、新潮文庫）

本書の著者は、メモ魔で、手紙魔で、日記を書かないと眠れないという、読むことよりも書くことに依存している「活字中毒者」である。

趣味は映画鑑賞、特技は一人遊び、社交的でバランス感覚の良いてんびん座であるが、弱るとネガティブ思考に傾きがちで、自尊心が低下することがある。とはいえさすがに半世紀近く生きてきて、モラトリアムや自分探し、バーンアウトも経験済みであることから、ある程度のコミュニケーション能力とサバイバル能力は培《つちか》ってきた。

そんな人物が、２０２０年から２０２１年、保健所と東京都庁の感染症対策部門の課長という立場で新型コロナウイルス感染症対策の第一線に立ち、現場の指揮を執ることになった。

ミッションはただ一つ。つぶれないこと。

戦場にたとえていうならば、とにかく生き延びることである。

激務にあっても何かを書かずにはいられない性格は変わらず、ただただ倒れないために、業務時間外には様々な文章を書き散らしていた。

本書はその一部が記録として後世に有効活用されるよう、優秀な編集者と多くの助言者の協力により、一冊の本としてまとめられたものである。そのため、本書の内容は著者の個人的な見解に基づくものであり、所属機関などの公式見解ではないことをご了承いただきたい。

なお、本文中では「新型コロナウイルス感染症」を「ＣＯＶＩＤ－19」との表記とし、その患者や無症状病原体保有者など、検査で確定診断を受けた方については全て「陽性者」という用語に統一している。また、本書で使っている第1～5波の定義などは、「東京都モニタリング会議」での専門家コメントにおける定義を用いた。

感染症対策に係る著者の経歴

1999年　特別区の福祉事務所（基幹型在宅介護支援センター）に係長として勤務。疥癬やコロモジラミなどの対策に従事（前著『時間の止まった家――「要介護」の現場から』参照）。

2002年　特別区の保健所に係長として勤務、HIV検査、結核集団感染事例への対応などに従事。2003年SARS発生時は国立感染症研究所のFETP（実地疫学専門家養成コース）とともに疑い事例を調査。

2007年　WHO西太平洋地域事務局感染症危機管理課に感染情報管理官として勤務。鳥インフルエンザ（H5N1）発生に係る情報の収集や、改正国際保健規則（IHR〔2005〕）の施行に係る業務を担当。

2008年　厚生労働省健康局結核感染症課新型インフルエンザ対策推進室　課長補佐として勤務。行動計画、各種ガイドラインの作成・整備を担当。新型インフルエンザA（H1N1）発生後は対策本部でワクチン班に配属。

A（H1N1）終息後は東京検疫所検疫衛生課に検疫医療専門職として勤務。船舶入港に係る無線検疫対応、一類感染症発生を想定した訓練、黄熱予防接種などに従事。

2014年　東京都健康安全研究センター疫学情報担当課長として勤務。TEIT（東京都実地疫学調査チーム）研修プログラムの企画や、感染症週報の作成などに従事。都内で発生したデング熱の国内感染事例に対応。

2015年　特別区の保健所に課長として勤務。

2020年　東京都福祉保健局健康安全部（現・感染症対策部）感染症対策課（現・防疫・情報管理課）に課長として勤務。

2021年～　特別区の保健所に課長として勤務。

天与の花を咲かす喜び　共に咲く喜び
人見るもよし　人見ざるもよし　我は咲くなり

武者小路実篤

保健所の「コロナ戦記」

TOKYO2020-2021

目次

第1章

第1波　2020年1月から6月まで

第2章

第2波　7月から11月まで

第3章

第3波　12月から2021年3月まで

プロローグ　1月23日深夜から東京は戦争状態に突入した

戦争が勃発すると、人々はこういう。「長続きはしないだろう、あまりにばかげたことだから」。たしかに戦争はあまりにばかげたことかもしれない。だが、だからといって長続きしないわけではない。

（『ペスト』カミュ、光文社古典新訳文庫）

「謎の肺炎」の発生

それはうわさ話（rumor）から探知された。

中国のとある地域で原因不明の肺炎が発生している。患者数は増え続けていて、重症者や死亡者も出ているらしい。

それはどうも湖北省武漢市というところで発生したらしい。そこにある海鮮卸売市場ではいろいろな生き物が生きたまま食用で売られている。そのうちの何かが原因で、新たなウイルスが種の壁を超えて、人に感染するようになったようだ……。

だいたいこんな内容だった。

そのうち、「謎の肺炎」という言葉がメディアを飛び交い、国際感染症学会（ＩＳＩＤ）が提供している感染症情報メール（The Program for Monitoring Emerging Diseases：ＰｒｏＭＥＤ）でも、２０２０年12月30日から「原因不明の肺炎」として取り上げられるようになった。

嫌な予感

さかのぼること約20年前の２００２年末にも、同じようなことがあった。ある同期の友人が「年末から中国で原因不明の肺炎流行」というネットニュースを、当時有志で作っていた国際保健メーリングリストにあげてきたのである。

その時も保健所にいた私は、海外の一地方での、未知の感染症の流行なんて、都内の一保健所の自分にはまだまだ遠い世界の話であって、今目の前にある、高齢者施設での疥癬《かいせん》対策とか（当時、疥癬治療薬「イベルメクチン（ストロメクトール）」はまだ承認・発売されていなかった）、学習塾での結核集団感染の方がよっぽど悩ましいと受け流していた。

　その後、「重症急性呼吸器症候群（Sever Acute Respiratory Syndrome：ＳＡＲＳ）」と名づけられたその感染症は、保健所に１日１００件を超える電話相談対応を呼び起こし、都庁での対策会議を呼び起こし、夜間の電話相談対応のため、各保健所から医療専門職が輪番制で東京都医療機関案内サービス（通称：ひまわり）に当直することを余儀なくさせ、疑い事例があるたびに国立感染症研究所の実地疫学専門家養成コース（Field Epidemiology Training Program：ＦＥＴＰ）が派遣され、保健所職員は疫学調査に同行するなど、どの保健所も大変な目に遭ったのは、大いなる教訓となったものだった。

　今回も、まさに同じその同期の友人が、最初にこの「不明性肺炎」の発生に関するネットニュースをＦａｃｅｂｏｏｋにあげてきた。また同じことが起きるかも、と嫌な予感がした。

SARSとの違い

ＳＡＲＳは冬から春にかけて大騒ぎになったものの、ゴールデンウィーク明けには沈静化し、消滅した。日本には1例の輸入例（詳しくいえば、日本国内を通過した事例）はあったものの、国内感染が生じなかったこともあり、淡々と終了した。日本で初めて日韓合同のサッカー・ＦＩＦＡワールドカップが開かれたのは、ＳＡＲＳの発生数カ月前の２００２年5月であった。

今回、日本は、東京は、２０２０東京大会——オリンピック・パラリンピック開催を控えていた。また、東京都知事は政治力の強い人物で、かつ、7月には東京都知事選挙が予定されていた。

また、さらなる違いといえば、２００２年に比べ、都内の保健所の数は統廃合により減少し、31カ所となっており、特別区についていえば、全ての区において保健所は1カ所になっていた。保健所のもとに設置される保健センターについても、数が減るとともに、自治体ごとの方針で、保健所の業務の一部が福祉系のサービス提供部門にまとめられたり、逆に、区役所の諸手続きの出先窓口とともにまとめられて本来の業務以外のことまで担わされたりして、むしろ業務は増えつつあった。

加えて都庁や保健所で働く東京都の公衆衛生医師の数は減り続けて絶対的に不足しており、職場が少なくなったにもかかわらず定数が補充できずに、係長級医師のいない保健所や、センター長が医師でない保健センターも多数ある状態になっていた。

一方で、２００２年に比べれば、各段にＩＴ関連の技術は進歩し、情報網は発達している。新聞やテレビ以上にインターネットによるメディア戦略、ホームページやＳＮＳによる広報など手段があふれ、一触即発で情報が拡散・炎上するとともに、人々はそのような即時性が高くインパクトのある情報に飢えていた。

２０２０年の始まり

その後、この謎の肺炎による被害の実態は徐々に明らかになり、世界全体が無視できない雰囲気になってきた。

１月３日、この時点ではまだ、大手メディアのネットニュースで「中国で謎の肺炎拡大、患者44人に」といった取り上げられ方であった。

１月５日にはすでに世界保健機関（ＷＨＯ）の公式ホームページ（Disease Outbreak News：ＤＯＮｓ）に、「Pneumonia of unknown cause - China（原因不明の肺炎——中

国)」と掲載された。

1月6日、厚生労働省は「中華人民共和国湖北省武漢市における原因不明肺炎の発生について」という報道発表を行い、同日、保健所、医師会、病院宛てに注意喚起の事務連絡が出された。

1月10日には国立感染症研究所 感染症疫学センターと国立国際医療研究センター 国際感染症センターが連名で、「中国湖北省武漢市で報告されている原因不明の肺炎に対する対応と院内感染対策」というレポートを発出した。

もはや日本においても健康危機として無視できず、いつ何時国内初発例が確認されてもおかしくない状況になってきたのである。

1例目の確認

1月14日、日本で第1例目の陽性症例が報告された。

1月24日には、都内で第1例目の陽性症例が報告された。

1月23日、中国・武漢市が都市閉鎖されたため、日本政府は武漢市に滞在中の日本人を退避させるため、5回にわたるチャーター機を送ることとなった。

1月29日にその第1便が羽田空港に到着し、国立国際医療研究センター病院（National Center for Grobal Health and Medicne：ＮＣＧＭ）での健康診断を経て、少しでも症状のある人はそのまま入院となり、無症状の人は各地の施設に収容されていった。

そしてついに1月30日、ＷＨＯによりこの感染症は、改正国際保健規則（Revised International Health Regulations：ＩＨＲ〔２００５〕）に基づく「国際的に懸念される公衆衛生上の緊急事態（Public Health Emergency of International Concern：ＰＨＥＩＣ）」を宣言されたのである。

2月3日には、香港で下船した乗客から陽性者が確認されていた、国際クルーズ船「ダイヤモンド・プリンセス」号が横浜港に到着、19日から検疫しながらの下船が開始された。

ちなみに「ダイヤモンド・プリンセス」というのは、『小公女セーラ』が意地悪な級友につけられたニックネームでもある（セーラの父親は、生前にダイヤモンド鉱山へ投資をしていたため。父親の死後、一転して孤児となってしまったセーラだったが、かつて父親とともに投資をしていた父親の友人が必死にセーラを探し出し、多額の利益とダイヤモンド鉱山の発掘経営権がセーラに譲られることとなる）。

あっという間に陽性者の搬送先は神奈川県内の医療機関だけでは足りなくなり、災害時対応で訓練していたとおり、感染症患者の広域搬送の実践が行われ、収容先医療機関は関東近隣へ拡大し、都内の受け入れ医療機関所在地の保健所は急遽《きゅうきょ》慌ただしくなった。

それでもまだ、病原体の性質や病態が分かっていない感染症が、様々な政治的思惑が渦巻く背景のもとで大規模に流行した場合の大混乱について、誰も予想だにしていなかった。そして、この病原体はＳＡＲＳのように数カ月で全世界から消失することなく、人の感染症として定着し、変異しながら、拡大していくこととなった。

こうして、いつ終わるともしれない闘いの幕が切って落とされたのである。

これは、この年に、保健所及び都庁の感染症対策部門に配属され、新型コロナウイルス感染症対策の最前線に居合わせた者が、経験したことを、教訓も含め、後世に伝えるために記録したものである。

この都会の住人にとってなによりも命取りだったのは、彼ら自身が油断して警戒を怠ったことだった。ずっと前からペストが来ると注意、いや警告を受けていたのに、食料などの必需品を蓄えておくような対策はまったく取らなかった。そうしていれば、彼らは外に出ず、自分の家にこもって生活できたはずだった。なかにはこれを実行した人もいて、大多数がその用心のおかげで生き延びたことは、前に述べたとおりだ。しかも市民は疫病にちょっと慣れてしまうと、他人と交わるのをあまりためらわなくなった。実はそこには感染者もいたのだが。最初は慎重だったのに、もはや自分が感染者だと知っていてもお構いなしだった。

（「学ぶべき教訓」『ペストの記憶』ダニエル・デフォー、研究社）

第1章

第1波
2020年1月から6月まで

（第1回緊急事態宣言：2020年4月7日〜5月25日）

新規陽性者数：2020年4月以降

最高値	4／17（金）	……… 206人
最低値	5／23（土）	………… 2人

1月

人手不足にまつわるエトセトラ

応援要請の殺到

中国・武漢市からのチャーター便による帰国邦人は、特別区内の施設にも収容されることとなり、これらの施設の運営について、各保健所からも保健師を派遣してほしいという応援依頼が来るなど、都内の保健所はどこもだんだんと騒がしくなってきた。

当時、私のいた保健所の管内には、収容施設も感染症指定医療機関もなかったので、この感染症について、まだまだ他人事といった雰囲気だったが、保健師の派遣には協力することとなり、まずは感染症担当の保健師からローテーションを組むこととなった。

初日に派遣した保健師が徹夜明けで保健所に戻ってきたところで、当日の様子を聞いてみると、マニュアルも指南書も何もない状況で、公立病院の医師または看護師、国の事務職員、都や区の保健所保健師と、まさに寄せ集めのメンバーで、文字どおり知恵を出し合いながら不眠不休で一夜を明かしたとのことだった。

1月29日には、国から各自治体へ、相談窓口の設置要請が発出され、どの保健所も、受診相談電話窓口「帰国者・接触者電話相談センター」を作ることとなった。

さらに2月7日には、急増する電話相談に対応するため、平日日中に加えて夜間休日も対応できるよう、夜18時から朝9時まで対応するコールセンターを都庁内に立ち上げることになり、ここにも各保健所から保健師を輪番制で送ることとなった。

電話が鳴り止まない保健所

この感染症がマスコミに取り上げられるようになるにつれ、保健所の電話が朝から一斉に鳴る状態に突入した。

保健所に殺到した電話の相手は「**①一般の人**」「**②行政機関の職員**」「**③区内の関係者**」「**④その他**」に大別された。それぞれの内容をざっと分類すると、次のようになる。

①一般の人

◇とにかく漠然と心配な人：「中国から輸入した家具を販売しているのですが、消毒はどうしたらいいですか」「中国産の昆布は安全でしょうか」「中国人が近所にたくさんいて不安です」

◇単に症状のある人：「今朝から急に子どもが熱を出しました」「1週間ほど咳が止まらないのですが」

◇（本当に）疑わしい人：「熱が続いています。もう4日目です」「中国から帰ってきたばかりなのですが」

◇パラノイア系の人（＝体が弱い、そもそも何らかの基礎疾患があり、病弱だったり、素因として精神的な不安定さのある方）：「がん治療中の妻が微熱っぽいので心配だ。検査を受けさせてほしい」「主治医に相談しましたか」「相談した」「何と言われましたか」「不要だと言われた。でもやはり不安なので検査をしてほしい」「それは難しいですね……」その後も延々と会話が続く。

◇クレーマー（＝とにかく行政に物申したい方々である。ぜひ国の相談窓口の方へ、とおすすめしても、なかなか電話を切ってくれない）：「コロナは中国の陰謀だ。中国人を今すぐ排除すべきだ」「国に今すぐ検査の拡大を提言しろ。検査体制には大きな利権が絡《から》んでいるはずだ」

②行政機関の職員

これらの機関からの問い合わせは、本当に急ぎの案件でギリギリの時間にかかってくることもあるので、放置すると実害が伴うものも多いが、一方で、急ぎではないのにわざわざ時間外にかけてくる「なぜこの時間に？」というものもある。

◇厚生労働省　検疫所

感染症対応における水際対策を担い、検疫法に基づく対応を行う組織である。成田空港検疫所、東京検疫所東京空港（羽田空港のこと）検疫所支所から連絡が入ることが多い。

例：「入国後の居所がそちらの区内となっている健康観察対象者がいますので、メールでご連絡しました。ご確認ください」

当初は「保健所はメールを確認する暇もない」と認識されていたのか、毎回飛行機到着時の夜間時間帯にわざわざ電話がかかってきていたが、その後流行が拡大するにつれ、保健所側からの苦情が増えたからか、この電話連絡はなくなった。

◇東京都福祉保健局 健康安全部 感染症対策課（現：感染症対策部 防疫・情報管理課）防疫担当

感染症対策における保健所のカウンターパートであり、対策を統括し、方針を示す役割を担う部門である。また陽性者の発生状況について、都内全域で取りまとめて公表する役割も担っている（数カ月後の話であるが自分もここに着任することになる）。

例：「そちらの区の患者の疫学調査の結果を15時までに教えてください。発生届と調査票もFAXお願いします」。今はすでに14時なのだが……。

◇他自治体の保健所

例：「そちらの区に患者の関係者がいるので情報提供します。濃厚接触者としての聞き取り、検査、健康観察もお願いします。すでに初発患者から話を聞いているようですので、急いでお願いします」。17時15分直前に電話を取ってしまったがために、その職員は帰れなくなってしまう。

③区内の関係者

◇区役所内の他の部署（危機管理部門、教育委員会、職員課など）
◇医師会・歯科医師会・薬剤師会（いわゆる三師会）
◇区立以外の学校や保育園、大学、日本語学校、専門学校
◇警察、消防
◇区議会議員、都議会議員、国会議員

こういった関係者からの「素朴な疑問」「状況確認」「念のための問い合わせ」や、その組織で作った「文書」や「ルール」に関する確認依頼（＝要するに保健所のお墨付きが欲しい）についても、積み重なるとかなりの業務圧迫になる。

また、時間の経過とともに、食事を提供する施設や飲食店から、どうやって環境を消毒したらよいのか、といった質問も寄せられるようになった。トイレのハンドドライヤーやエアタオルが次々と使用中止となったのもこの頃である。

ちなみに２００２年のＳＡＲＳ発生当初も、名称を五十音順に並べると上の方にある保健所は、全国の保健所の代表のように捉えられ、様々な地域からの相談や問い合わせが殺到し

たのを思い出した。

また、２００９年の新型インフルエンザＡ（Ｈ１Ｎ１）発生当初、厚生労働省のコールセンター立ち上げ初日に居合わせた時は、当初「豚インフルエンザ」という名称だったこともあり、「豚肉はどう調理すればいいのですか」「豚丼を食べても大丈夫でしょうか」「ミニブタを飼っているのですが何に気をつければいいですか」「ミニブタを販売している者ですがどうすればいいんですか」など、豚に関する質問が多く、獣医系技官が立ち合ってくれていて大変助かったが、全国でミニブタを飼っている人がこんなにたくさんいるのかと驚いた。

今回は、宿主が不明だったため動物に関する問い合わせはなかったが、発生地の地名を冠し「武漢肺炎」などと呼ばれたこともあり、中国の陰謀だと通報してくる人も多かった。人間はなんと名称に振り回されやすいことか。

そしてデジャヴューのように、２００２年と同じ現象がスケールアップして目の前に展開していくこととなった。

「通知」が多すぎて

そうこうするうちに、国や都から事務連絡（通知）が乱発され始めた。これまでは新たな対応に関する通知が発出される場合には、合わせて説明会などが開催されていたのであるが、そんなことができるような状況ではない。開催するとしてもウェブ会議での開催が通例になり、開催直前に連絡が入り、慌てて準備をすることも増えてきた。

あまりにたくさんの通知がいろいろな部署から送られてくるので、だんだんと通知の処理漏れ、確認漏れが続出した。また、環境の消毒や、特定の施設管理に関することなど、「この通知、感染症対策のことが書かれているけれど、そもそもの担当窓口は違うのでは？」といった、「本来担当すべき部署はどこなのか」といった揉《も》めごとが続発した。

厚生労働省のホームページにおいて「新型コロナウイルス感染症情報特設ページ」が設置され、「自治体・医療機関向けの情報一覧（事務連絡等）」というバナーができ、ＥＸＣＥＬファイルで検索できるようになったのは、ずいぶん後のことである。

「報告」も多すぎて

さらに、現場で起きていることの実態把握という大義名分で、国や都、区対策本部からの調査や報告の依頼がくる。

電話相談件数の調査、職員のうち体調不良で休んでいる者の調査、疑い患者数の報告、検査件数の調査、入院事例の調査、重症例の調査、個人防護具（ＰＰＥ）必要数の調査……、膨大な量となって押し寄せてきた。

それぞれ報告頻度は、週1回から、だんだん毎日となり、さらに「毎朝10時まで」などと定時化するようになる。当初はいちいち手書きで集計し、ＥＸＣＥＬファイルに打ち込んで提出していたが、とても間に合わない状況となってきた。

その後の話であるが、この報告問題を解決する一つの策として国が考え出した妙案が、後で述べるシステムによる自動把握化――「ＨＥＲ－ＳＹＳ《ハーシス》」であり、「Ｇ－ＭＩＳ《ジーミス》」なのである。

「書類」はもともと多すぎて

そもそもの本来業務である感染症対応について、もともと一、二類感染症の場合、1例疑い事例が発生するごとに、積極的疫学調査だけでなく、「検査申込書」「発生届のＮＥＳＩＤ《ネシッド》（96頁参照）登録」「入院勧告通知」「就労制限通知書」「臨時感染症診査協議会連絡」といった業務に加え、住民基本台帳の確認、税情報の確認など、膨大な作業が発生する。

これまで、一類や二類といった重篤な感染症が多数発生する状況は想定されていなかっただけに、都の方針としては、水も漏らさぬ丁寧な対応が重要としていたからである。

1日の疑い患者数が3名以上ともなれば、これらの書類仕事について、とても1、2名の事務職員では対応できなくなってきた。

そもそも保健所の組織体制とは

この感染症の発生が「健康危機」と認識された以上、どこの自治体よりも早く対応することが首長の手腕といわれてしまう。危機管理や防災を担当する部署は、さっそく区長をトップとした対策本部を立ち上げた。

保健所の実働においても、感染症担当だけでは手に負えないことは目に見えている。電話の鳴り止まない状況や、今後、本物の陽性者が増えるであろうことを想定し、全所挙げての応援体制と役割分担を検討するため、保健所でも対策会議を開くこととなった。

そもそも保健所の仕事は「**健康づくり系**」と「**健康危機管理系**」の大きく2種類に分けられる。

まず「健康づくり系」である、地域保健、ヘルスプロモーションの推進を行う部署は、「健康推進課」とか「健康づくり課」と呼ばれることが多い。明るく健康的な未来を目指し

保健所の組織体制（特別区における典型的な例）

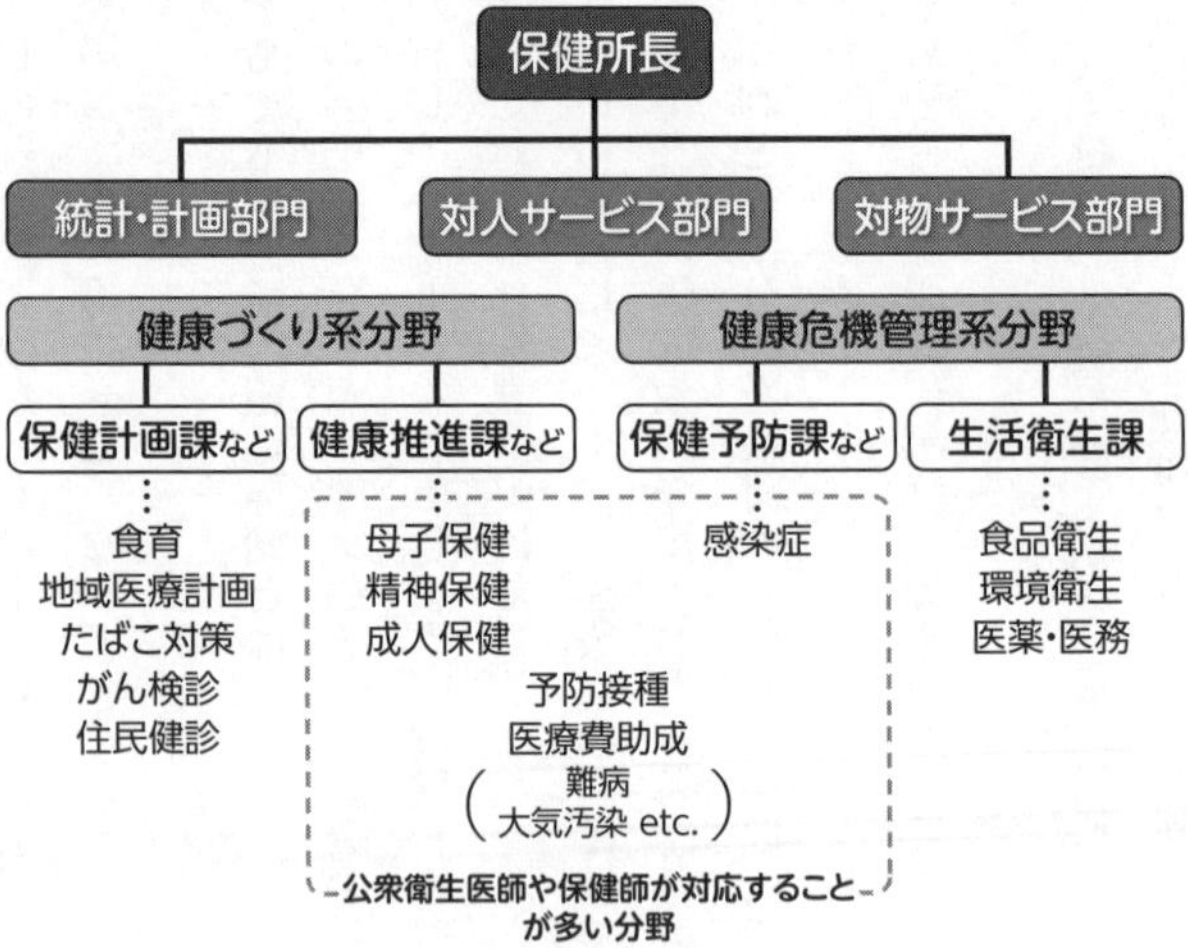

＊図は著者による（※各課の名称は保健所により様々である）

て頑張る仕事であり、その中でも、業務の王道は母子保健、次いで成人保健、精神保健、となっていく。保健師だけでなく、歯科保健や栄養保健の推進のため、歯科衛生士や栄養士も配置されている。

これらに加え、大気汚染、公害、原爆、難病などといった何らかの健康問題に係る各種助成事業の窓口、がん検診や区民健診、特定保健指導、禁煙支援、地域医療計画、衛生統計などといった仕事もあり、これは「地域保健課」とか「保健計画課」と呼ばれる保健所の庶務課として、健康推進課と別になっているところが多い。

一方の「健康危機管理系」として、取

り締まり行政の側面を持つ部署が存在する。環境や店舗、物品などの対物サービス対応を行う部門としての「生活衛生課」は、市民が食中毒や医療事故などに遭わないように、食品衛生、環境衛生、医務・薬事、監視といった法に基づく業務を淡々と実施する部隊だ。戦後の「蚊とハエのいない生活改善運動」に始まる衛生害虫対策、昨今はペットやカラスなど、動物に関する相談・苦情対応も大きな分野となっている。

そして対人サービスである感染症対策や予防接種などを行う部署として、多くの保健所で「保健予防課」とか「保健対策課」と呼ばれる課があり、その課長は公衆衛生医師である。

保健所で働く医師と保健師

地域保健法で保健所所長は医師と定められているが、東京都の場合、課長級、係長級にも医師を配置している。

保健所長は部長級の医師であり、保健所運営全体の責任者である。課長級の医師は対人サービスに関わる事業を所管する課の業務運営、予算、人事とそれに係る議会の対応も行う。係長級の医師は、住民に対する健診や検査の結果説明や健康教育、医学生や研修医実習の指導、感染症発生時の現場調査など、主として実務を行う立場にある。非常勤（会計年度任用職員）の医師がいない場合は、乳幼児健診や採血、レントゲンの読影なども行っている。

また、保健所の対人サービス部門の担い手は保健師である。保健師は看護師業務に加え、保健指導ができる国家資格を持つ職種である。そもそもは第2次世界大戦前に保健所が設置された際、医師、医療施設、医療資材等の不足を補うものとして育成され、保健所で中心的に働き、これまでの公衆衛生の社会基盤を形成してきた存在である。現代において、看護学生や看護師が、わざわざ1年多く勉強して保健師になることを目指す理由の多くは、母子保健を中心とした「健康づくり系」の業務をイメージしているからであり、感染症対策分野は保健師に極めて人気がない。

感染症担当となる保健師は、感染症法や発生動向調査、積極的疫学調査など、ある程度専門的な知識が必要であることから、平時から育成しておくことが重要である。ある程度の業務がこなせるようになるまでには、都や国、結核予防会などが開催している研修に参加するとともに、施設調査や陽性者からの聞き取りなど、現場経験を積む必要がある。当時私が所属していた保健所では、感染症担当の保健師を2年ごとにローテーションさせるようにしていたので、育成計画としてうまくいっていた。このことが、その後のCOVID－19との長い闘いの中で功を奏していくこととなる。

ハードの問題

まずは必要となる物品について考えてみる。

管轄区域が地方ほど広くなく、交通機関の発達している都内の保健所には、普通、庁用車はあっても2、3台程度しかなく、ほとんどの訪問は自転車を使用している。専属の運転手は何年も前に退職していて、その後の採用はなく、職員の中で免許を持っている者が事前に登録されていて、必要時に運転するのが通例となっている。

疑い患者への対応としては、移送時に同乗する職員の防護具も必要である。また患者本人だけでなく、検体の回収を行い、健安研（東京都健康安全研究センター、58頁参照）へ運搬するための車と運転者の確保も必要だ。

また、午前中だけでも１００件近い電話がかかってくる。帰国者・接触者相談センターを拡張するにしても、電話の台数、電話回線数が足りない。固定電話の回線数、ネット環境、テレワークで健康観察を行うための登録や設定をどうするか。コピー機・ファックスの増設、誤送信を防ぐための電話番号登録などの環境整備も重要である。加えて今後、応援要員が増員した場合に、事務所内の机や椅子の確保、パソコン、携帯電話（スマートフォン）などの補充も必要である。

ソフトの問題

次に人の問題である。そもそも保健所の中で、感染症を担当する部署には、それほど多くの職員がいるわけではない。医療専門職については、医師1名と、保健師は3～4名程度。加えて臨床放射線技師や臨床検査技師などが数名である。事務職は1～2名程度で、普段は感染症関連の補助金申請、慢性感染症である結核の事務処理や統計がメインの業務であった。

区全体でかき集めても公衆衛生医師は1、2名、多くて3名程度であり、保健師も人口規模によるが、20～50人程度である。保健所内の母子保健や精神保健、保健企画を担当している部署から応援を依頼しても限りがある。区役所内の職員健康管理部門や高齢部門、障害部門などに配属されている保健師を呼び集めても、足りない。事務職についても、どこの部署から何人という話を職員課と相談しなければならない。

緊急事態宣言が発令されている間は、ＢＣＰ（事業継続計画：緊急事態が起きた際、どの事業は続け、どの事業は止めるといった、危機対応を優先しつつ必要最低限の事業を継続することを目的とした業務計画）が発動され、不要不急の区民サービス提供やイベントが中止になっていれば、それらの部署から応援職員を回すことができるが、緊急事態宣言の解除と共に事業が再開してしまえば、そういうわけにはいかない。

受援対策を忘れてはいけません

どうにかこうにか必要人員を積算し、職員課と交渉し、なんとか各部からひねり出してもらった応援要員が実際に来てみると、席がない、電話がない、マニュアルがない、教える人がいないなど放置プレーになり、「せっかく来たのに何をすればいいの?? 本当に困ってるの??」という状況になりがちである。そしてそういう悪い噂ほど、応援職員を通じて区役所本庁舎へ広がりやすく、保健所は本当は困っていないんじゃないのかと幹部にも思われてしまう。

つまり、応援を求める場合は受援体制も整備しておかなければならない、ということの意味することが、後になって痛いほど分かる羽目になる。そもそもやってもらう仕事の切り出し作業が進まなければ、応援をお願いすることはできないのである。

医療職の特権？

その後の業務の検証でも実感したのは、対応の中で一番時間と人手を取られるのが「電話」である。とにかく電話対応を減らすことが、業務量軽減の要《かなめ》である。

当初、相談対応がさらなる相談や苦情を呼ばないよう、電話相談や患者対応、疫学調査は保健師の仕事、と役割分担されていた。医療機関とのやり取りについても、保健師でなければトラブルになる、といって譲らなかった。実際、困難ケースの場合、説得には保健師の職人芸に頼るといった部分もあった。しかし患者が急増するとともに、だんだんとそんなことを言っていられない状況となってきた。

先ほど挙げたそれぞれの電話の相手別に、対応を整理すると、一番多い「①一般の人からの問い合わせ」については、都や国が設置した一般的な相談対応のための「コロナ相談コールセンター」へ案内する。とはいえ一部の区民はどうしても自分の区で相談したいので、多少は残さざるを得ない。それでも問い合わせを減らすため、区ホームページのトップにリンクを貼るとか、ＳＮＳでの周知などを行った。

これらに加え、ネット環境のない高齢者からの電話も減るように、基本的な情報について回覧板や町内会の掲示板にも掲載してもらうよう、他部署の部課長にも協力を依頼し、人海戦術で区内全ての町内会を回り、説明とお願いを行った。

「②行政機関からの問い合わせ」については、感染症対策担当者の電話番号に回すしかない。

この専用の電話番号が区民にもれて塞《ふさ》がってしまわないようにすることが重要である。

「③区内関係者からの問い合わせ」については、どんなに素朴な質問であったとしても、いわゆる「おえらいさん方」からの連絡については調整が難しく、管理職対応になりがちである。一方で、区役所内の関係部署で受けている「コロナって何ですか？　どうすればいいんですか？」といったレベルの質問については、いちいち保健所へ回さず、質問を受けた部署で答えてもらいたいということで、人材育成を担当する課と連携し、職員向けのＣＯＶＩＤ－19　ｅ－ラーニングを作って庁内ＬＡＮに掲載した。

また、区立の学校長会や保育園長会などにはこまめに出席するとともに、区内の日本語学校を集めるなどして、「感染症とは」といったところからの説明会なども行って、問い合わせを減らす努力を行った。

ハケンの品格

医療専門職の応援として最初に検討されたのは、退職した保健師たちである。相談対応や疫学調査について、経験者として一番信頼できるし、手っ取り早い。しかしいくらかき集めるといっても数名である。

その次に考えられたのは、保健所で実施している住民健診や乳幼児健診などに来てくれているアルバイトの看護師である。これも副業としてやっている人が多く、急に勤務時間を増やしてもらうのは難しかった。

看護協会や都内医学部公衆衛生学教室からの応援派遣も申し入れがあったが、多くの場合、住民対応の現場実践経験に乏しく、即戦力には難しい。

最後に検討されたのが、当時は産休代替としてほそぼそと利用していた、民間の医療専門職人材派遣会社であった。

誰が来るにせよ、応援者の対応がクレームにならないよう、まずは今対応している保健所職員がオリエンテーションをしてサポートしなければならないという手間がかかり、余計に業務負荷が増す。

また、疫学調査の結果は個人情報の宝庫である。当初、応援職員には個人情報を触らせないと、保健師は発生届や疫学調査票の取り扱いにかたくなだった。

というのも、この感染症の発生当初は、1例1例に注目が集まり、陽性者の行動歴が公表されていた。陽性者が発生する都度、保健所は個人が特定されないよう表現に気を遣いながら情報提供し、それを都が公表するものの、いちいちマスコミからの追及とバッシングが激しかった。そのような状況に傷つく陽性者が多く、彼らと直接やり取りをしている保健師は、その様子を目《ま》の当たりにしてきたからである。

とはいえ徐々に、増加する陽性者対応でそんなことも言っていられないような状況となった。また、実際にお願いしてみると、非常に優秀な派遣職員も多く、各保健所が限界に達した第3波を経験した以降には、電話対応、勧告や疫学調査、検査や入院の調整、健康観察を含め、ＣＯＶＩＤ‐19対応は派遣職員により淡々と処理されるようになった。

むしろ現在生じているのは、民間の医療専門職派遣会社に依頼が殺到した結果としての、人材の奪い合いである。

今や各保健所での対応だけでなく、都の発熱相談センター、自宅療養者フォローアップセンター、夜間入院調整窓口、宿泊療養施設、酸素・入院待機ステーション、新型コロナウイルスワクチン集団接種会場、ワクチン接種後の副反応相談コールセンターなど、医療専門職の配置が必要な部署はどこからどこまでも、民間人材派遣会社が席巻している状態である。

実のところ、ＣＯＶＩＤ‐19の流行をきっかけとして、保健所は、絶対に自分たちの手でやらなければならないことと民間委託できること、医療専門職でなければできないことと事務職でもできること、などの区別ができるようになったのである。

参考：新型コロナウイルス感染症発生当初に、私が所属していた特別区の保健所で作成・活用していた疑い患者発生時の対応チェックリスト（２０２０年３月まで）

1．職員体制の準備

□感染症担当の出勤状況を確認
□調査へ行く職員を選定
□他課への応援依頼が必要な場合は連絡

2．疫学調査、検体採取の準備

□発生届の記載内容に基づき、患者の基本情報や患者宅へのルートを確認
□患者への連絡
□検体採取に係る準備
□健安研への検体検査依頼の電話、検査申込書の作成、検査システムへの入力
□容器準備
□ＰＰＥ　２セット準備
□廃棄用ビニール袋準備
□疫学調査調査票（下書き用）
　※検体採取後、電話等で行った方が落ち着いて実施できる

□疫学調査票（都様式）の作成（行動履歴の詳細確認、医療機関及び薬局への立ち寄り状況、マスクの着用の有無、交通手段含む）
□濃厚接触者の確認（飲食を伴った人は要注意）

3．（帰国者・接触者外来で対応する場合）区内帰国者・接触者外来設置医療機関への連絡
□外来受診調整・入院の準備依頼
□疑似症での届出作成依頼

4．検体搬送（医療機関で採取の連絡を受けた後の対応も含む）
□検体受け取り場所の確認
□健安研へ搬入時間の連絡
※検査結果が出るまでに1日以上かかる場合があり、できることはできる限りやっておく方がよい（陽性結果が夕方に出ることもあり、対応が後手になってしまうことも想定）

5．入院医療機関の調整
□都からの空床情報確認の上、感染症指定医療機関へ打診
□民間救急への打診、職員同乗必要性の有無確認、搬送後職員の消毒対応必要の有無確認
□同乗が必要だった場合はＰＰＥ準備
□入院勧告書類の準備

□入院予定病院所在地保健所への事前連絡（診査会、検体搬送、健康観察対応の確認）

6．感染症診査協議会準備

※入院してから検査を実施した場合は疑似症としての届出と勧告が必要であり、その後、72時間以内に結果が出ない場合は、延長のための診査が必要

□協議会委員長への事前連絡（メール）

□協議会専門医への事前連絡（メール）

7．結果の確認

陽性だった場合

□発生届の作成と提出（健安研での陽性の場合）・NESIDへの入力

□搬送先医療機関への連絡・扱いの確認（患者か、無症候性病原体保有者か）

□民間救急への連絡・乗車方法の確認

□本人への連絡・指示・行動歴の聞き取り（調査票の作成※）

□職員同乗が必要だった場合の着替え、帰りの送迎

□病院で待機し、到着後対応する職員の選定

□都へ発生届・調査票提出、都のプレス原稿確認　※プレスのタイミングの確認

□区長等への連絡

□診査会委員への連絡（メール案文の作成）

※海外渡航歴がある場合は便名、座席、空港から使用した移動手段等についても詳しく聞く必要がある（都のプレスや調査に関係するため）

陰性だった場合

□（入院している場合）入院医療機関のへの連絡、紹介元の医療機関への連絡

□搬送予定指定医療機関・民間救急へのキャンセル連絡

□本人への連絡

□関係保健所への連絡

8. 入院後の対応

□医療機関所在地保健所への情報提供（検査申込書、発生届含む）

□関係保健所への連絡（初発患者や濃厚接触者に対応している保健所等）

□診査会の開催（19条、20条（1））

□退院基準の確認

□濃厚接触者・健康観察対象者への連絡、それぞれの管轄保健所への連絡

□陰性確認検査のタイミングと結果の確認

２月

あなたは検査の対象ではありません

未曽有のマスク不足

この感染症がだんだんと身近な問題になってくると、次第に医療機関から個人防護具（Personal Protection Equipment：ＰＰＥ、病原体の暴露から身を護るためのガウン、Ｎ95マスク、ゴーグルまたはフェイスシールド、手袋などのこと）が不足しているので分けてもらえないか、といった相談が入るようになった。そうこうするうちに、街中からサージカルマスクが消え始めた。

数年前までは、２００９年の新型インフルエンザＡ（Ｈ１Ｎ１）の教訓が生かされ、どこの保健所や区役所でも相当数のサージカルマスクと防護具が備蓄されていた。しかし時がたつにつれ、劣化した消耗品の入れ替えなどが必要になり、処分に困って保育園や学校、施設などに全て配ってしまっているところが多かった。運良く残っていた保健所でも、圧倒的に数が足りない状況であった。

その後、都内、いや、日本中が未曽有のマスク不足に陥り、布マスクやガーゼマスクがリバイバルし、政府からも各家庭へ「アベノマスク」が配られることとなるが、１箱50枚入りの使い捨てサージカルマスクが３０００〜５０００円（@１枚60〜１００円）近くまで値上がりするとは、誰も想像していなかった。

一方、このような状況下で、中国へマスクを寄贈した都には苦情が殺到し、コールセンターが受けきれずに回ってくる電話に当時の感染症対策課が対応せざるを得ず、メンタルヘルスを悪くする職員が相次いだ。

新しい感染症のお名前

当初、この感染症は、病原体が明らかになっていなかったことから、「武漢肺炎」など、発生地の名前で呼ばれていたのは前に述べた通りである。その後の分析で、この感染症の病原体は、風邪として以前から流行していた４種類のコロナウイルスと、重症の呼吸器症状を引き起こすＳＡＲＳ、ＭＥＲＳに次ぐ、新たな７つ目の、人に感染するコロナウイルスとして確定され、「ＳＡＲＳ－ＣｏＶ－２」と名づけられた。そして武漢市から最初のチャーター便が到着する前日である１月28日、この感染症の病名を「新型コロナウイルス感染症（ＣＯＶＩＤ－19）」とし、感染症法上の指定感染症に定め、当面二類相当として対応することが閣議決定された。

（注：厳密にいうと、その後１月31日に２月１日から施行することが再決定され、２月１日より施行となった。また、感染症法及びその類型に基づく対応については、「第３章　２月」を参考にされたい。）

「感染症情報サーベイランス」と「症候群サーベイランス」

医療機関から行政への届出などにより探知するサーベイランスではなく、地方紙やネットニュースの内容から集団感染や新たな感染症の発生を探知する仕組みを「感染症情報サーベイランス（Rumor surveillance）」と呼ぶ。ＳＡＲＳや鳥インフルエンザ（Ｈ５Ｎ１）の発生はこのようなRumor surveillanceで探知され、把握されたことから、ＷＨＯ西太平洋事務局では毎朝主要メディアなどのチェックを行い、毎朝のミーティングで共有している。

また、巷《ちまた》の噂だけではなく、医療機関において、何が原因か分からないが、同じような症状の疾患が増えている、といったタイミングで、原因不明の疾患の発生を探知するためのシステムとして、「症候群サーベイランス（Syndromic surveillance）」も整備された。これが日本にも導入されることとなり、法令上「疑似症サーベイランス」という名称で定められたのである。

（「疑似症」とは一般の方には聞き慣れない言葉だと思うが、感染症法上では「発熱、呼吸器症状、発しん、消化器症状又は神経症状その他感染症を疑わせるような症状のうち、医師が一般に認められている医学的知見に基づき、集中治療その他これに準ずるものが必要であり、かつ、直ちに特定の感染症と診断することができないと判断したもの」とされている。）

診断検査方法の確立

1月10日にＳＡＲＳ－ＣｏＶ－２の遺伝子配列が公表され、国立感染症研究所（以下、感染研）では、ポリメラーゼ連鎖反応＝核酸増幅法（Polymerase Chain Reaction：ＰＣＲ）による診断方法が確立した。この確定診断に必要なＰＣＲ検査用のプライマー（ＰＣＲ検査でウイルスを同定するために必要な遺伝子の一部）は各都道府県の地方衛生研究所へ配布され、全国での検査診断体制が整備された。

それまでＣＯＶＩＤ－19は感染症法上の位置づけがなかったことから、検査の根拠が疑似症サーベイランスしかなく、検査検体の提出ができる医療機関は疑似症定点医療機関と保健所に限られていた。ここで名称や検査方法が決定し、指定感染症として位置づけられ、正式に発生届出の基準と様式が定められたことで、ＣＯＶＩＤ－19はどの医療機関からも発生届が提出できる感染症として、疑似症扱いから解放されたのであった。

最初はとにかく「渡航歴」

１月23日に国が定めた検査対象者の要件は、①「流行地域への渡航歴がある」人と、②『流行地への渡航歴＋症状がある人』との接触歴がある」人、の２つであった。この時期、流行地域として指定されていたのは武漢市のみで、中国便がほとんど来なくなった状況において、該当する人はほとんどいなかった。

そのようなわけで、帰国者・接触者相談センターに検査の相談の電話がかかってきても、検査を断ることがほとんどという状況が続いた。

紛らわしい質問として、

・中国人や韓国人のファンも多数いるアイドルのイベントで、受付などのスタッフをしているが、微熱が続いている。検査した方がいいか？
・中国からと思われる不特定多数のツアー客に対応しているホテルのフロントスタッフが熱を出したが、検査をしてもらえるのか？

などといったものがあったが、当時この段階では、先の②には該当しないとして、検査の対象とはならなかった。

むしろ「流行地域への渡航歴」という検査の条件は、感染拡大とともに地名が追加されていくために更新が大変になるというSARSの時の経験から、さっそくホームページ更新の担当者を決めなければと考えていた矢先、2月17日に新たな通知が出されたのである。

「4日以上」お待ちください？

この「新型コロナウイルス感染症についての相談・受診の目安について」という通知では、

・風邪の症状や37・5度以上の発熱が4日以上続く方（解熱剤を飲み続けなければならない場合も同様）

・強いだるさ（倦怠感）や息苦しさ（呼吸困難）がある方

が相談・受診の対象となった。なお書きとして、

・高齢者や基礎疾患（糖尿病、心不全、呼吸器疾患〔ＣＯＰＤ：慢性閉塞性肺疾患など〕）がある方や透析を受けている方、免疫抑制剤や抗がん剤等を用いている方、妊婦は重症化しやすいため、4日ではなく2日程度続く場合

とされている程度である。

そういうわけで、症状などからどんなに怪しいと思っても、4日後まで待って連絡してもらわなければならないし、基礎疾患の定義も曖昧《あいまい》であった。

「医師の総合的判断」の登場

この通知により、渡航歴が外されて相談の目安が急に緩和されたとともに、「4日以上の症状継続」という、分かりにくく曖昧な基準になったことから、心配な人からの電話が保健所に殺到することになった。この通知には、医療機関からも一般からも苦情が殺到したためか、2月27日に出された次の通知では、

・37・5度以上の発熱かつ呼吸器症状を有し、入院を要する肺炎が疑われる（特に高齢者又は基礎疾患があるものについては、積極的に考慮する）

・新型コロナウイルス感染症以外の一般的な呼吸器感染症の病原体検査で陽性となった者であって、その治療への反応が乏しく症状が増悪した場合に、新型コロナウイルス感染症が疑われる

とされ、これに加え、ついに、

・医師が総合的に判断した結果、新型コロナウイルス感染症を疑う

という、その後、行政検査対象者選定の鉄板となる、いわゆる「医師の総合的判断による行政検査の適応」が初めて登場したのである。

誰が一番疑わしい？

最初のうち、要件に当てはまる人にいくらPCR検査をしても陽性にならない状況が続き、疫学調査以外の客観的な情報、たとえばCTでの画像診断で判断できないか、血液検査データに特徴があるのではないか、といった議論が盛んであった。

しかしそのうち、いわゆるクラスターに関連した濃厚接触者などを中心に、検査をすればするほど、みな「陽性」で結果が返ってくるという状態に一変するまでにはそう時間がかからなかった。そして「無症状の人からも感染する」「症状が出る2日前ぐらいからウイルス量がピークになる」ということが分かってきた頃には、次々と集団感染事例が報告され始め、すでにリンクの追えない陽性者が多数発生する状況となっていた。人員体制や心構えも含め、何も準備ができていない状況のまま、じわじわと第1波が押し寄せてきていた。

その後の分析で、見かけは特定の業種や施設の集団感染に見えるが、実際のところきっかけは会食を介して職員・家族間で感染が拡大していること、雪まつりや花見などのような屋外のイベントであっても、その後の飲食等を介して感染が生じている可能性が高いことなどが分かり始めた。このような事例分析の積み重ねの中で、「３密」の概念が誕生していったのである。

検体採取問題

当初、ＰＣＲ検査の検体は「咽頭《いんとう》ぬぐい液」であった。口を大きく開けてもらい、長い綿棒のようなスティックで、のど（咽頭）の周囲をこすって検体を採取する手技となる。のどに突き刺さる心配があるためか、これは、医療従事者もしくは臨床検査技師が採取しなければならない。また、採取の際に、咳をされるなどすると、病原体に暴露する危険性があることから、フェイスシールドなどのＰＰＥが必要である。

さらに、採取場所の確保、採取介助を含めた人員の確保、予約受付の管理、検査結果の受け取り、受検者への通知、陽性だった場合の説明など、とにかく手間がかかる状態で、すぐに保健所職員だけでは採取しきれなくなり、検体採取待ち状態の人だらけになってしまった。

そのため、各地で医師会と共同したＰＣＲ検査センターが設置され、医師会から輪番制で医師・看護師を派遣してもらい、陰圧テントやコンテナ、プレハブなどを活用した感染防護完備のスペースに、濃厚接触者や各クリニックの疑い患者などを集め、検査（検体採取）を実施するなどの対応が取られるようになった。

その後、本人自身で取ることができる「唾液」を検体とした検査方法が開発されたが、これがいかに画期的か、というのは、この「誰がどこで検体を取るのか」という課題がなくなったということに尽きる。また、抗原検査キットについても、検体は「鼻咽頭ぬぐい液」が標準となり、こちらも医療専門職でなくてもできることとなった。

このような検査手法の改善などの積み重ねで、検体採取から公衆衛生医師が完全に解放されるのは、もうしばらく先のこととなる。

検体搬送問題

当初、他府県同様、東京都の地方衛生研究所である「東京都健康安全研究センター（以下、健安研）」で、都内全ての検体のコロナウイルスの検査を実施していた。そのため各保健所では、対象者から採取して梱包《こんぽう》した検体を、誰が健安研まで運ぶのかが課題であった。

健安研は当初、重大な感染症の検体持ち込みは保健所職員のみとして、バイク便でのコロナウイルス検査検体持ち込みを認めておらず、検体搬入の受付も15時までとしていた。そのため、各保健所において庁用車と運転手のやりくりが難航し、検体搬入ができないために検査結果が出るのが遅くなるという事態が生じた。その後の交渉で、バイク便での検体搬送が解禁される否や、多くの保健所がバイク便の契約を行った。さらに受付時間を16時まで延長、事前連絡があれば土曜日も対応可能とすることで、保健所の負担がかなり軽減された。

また退院（勧告解除）には2回の陰性確認が必要であったこともあり、健安研での検査キャパシティがあっという間にオーバーした。そのため都は民間検査会社とも契約を行い、陰性確認の検査を健安研から切り分けることとした。

さらに検査件数は増え続けたため、民間検査会社でも陽性確定のための検査を行うとともに、保健所からの検体回収もやるようになった。これは、その後増加した医療機関や高齢者施設での集団感染発生において、一度に数百といった多量の検体を採取し一斉に検査する必要がある場合、大変助かった。

このように、保健所が検体搬送からも解放されるようになったのは、第1波の終わり頃であった。

検査費用問題

そもそも日本には、民間検査会社で一類や二類相当の感染症の検査をするという概念がなかった。これまでこのような重篤な感染症への対策は、量よりも質を重視していたのである。第１波の陽性者急増により、各地方衛生研究所だけでは検査キャパシティはあっという間に超過し、検査実施まで数日を要する、といった事態が頻発した。これを受け、厚労省は初めて、民間検査機関を使っての指定感染症の検査診断を推し進めることとなった。

そして２０２０年３月４日に「新型コロナウイルス核酸検出の保険適用に伴う行政検査の取扱いについて」という通知が発出され、「ＳＡＲＳ－ＣｏＶ－２（新型コロナウイルス）核酸検出」が保険適用されることとなった。医療機関で診療の一環として検体を採取し、民間検査機関への外部委託で検査を行う、いわゆる通常ルートでの検査（保険診療での行政検査）が認められたのである。

簡単にいうと、ＣＯＶＩＤ－19の検査ルートは、

1.（保健所の積極的疫学調査の結果などに基づいて）保健所が行う行政検査

2.（医療機関での問診などで症状から感染が疑われる、もしくは明らかな接触歴がある、

といった情報に基づき）医師の判断で保険診療で行う行政検査
3．自己都合で受診し実施する自費検査

の3つがあり、このうち、1、2は原則無料（2については保険診療の自己負担分を国が支払う仕組み）、3については自費となる。

そして3については、一部の検査機関について、陽性であっても発生届が出されないという状況が問題となり、後の2021年2月の法改正につながっていくこととなる。

なお、とある政党から、「濃厚接触者となった場合に検査を拒否するケースはどれくらいあるのか」といった質問が出されたことがあったが、行政検査が無料である限り、検査を受けたくないという人はほとんどいないのが実態である。

検査陽性率への注目

そのうちマスコミなどで、毎日の新規陽性者数だけでなく、ＰＣＲ検査の陽性率の推移に注目が集まるようになった。

陽性率は、単純に考えれば、総検査件数で陽性だった件数を割ればいいだけの話である。

一方で、検査数を把握するのは１～３のどの検査についてなのか、定義しておかないと、その推移について評価する意味がない。

前記の１は当然のこと、２については保険診療における本人負担分を国（都を経由）が補助することで検査が無料となっていることから、行政検査を行う医療機関はこの補助を受けるために都と契約を結ぶとともに、検査実績を報告する義務が課されるので、検査件数を把握することができる。

しかしより正確な陽性率のためには、その報告の中から、陰性確認検査の分を除く必要があったり、同じ人が何度も検査を受けている場合などを集約する必要があったりする。また、大学病院や総合病院では自前の検査室と検査機器で、濃厚接触者となった職員などの検査を保険診療外で実施している場合もある。これらについても報告義務がないが報告してもらわなければ、正確な陽性率は出てこない。加えて抗原検査が導入された後は、抗原検査での実績と、ＰＣＲ検査での実績を分けて把握すべきだといった指令もあり、次々と報告項目が追加され、報告回数も週１回から毎日になった。

３についてはその後の法改正で把握する方向で動いているが、正確な数は分からないため、現在の都が公表している検査陽性率には反映されていない。

そもそもこのような、検査に関する様々な業務は、ＣＯＶＩＤ－19発生までなかっただけに、担当する部署がなく、結核を担当していた部署に応援職員を数名増やして対応していたが、検査に関する要望の高まりやその動向に注目が集まるとともに、対応が急速に複雑化し、検査可能な医療機関の数も増えていき、付け焼刃状態の体制で対応し続けるには非常に無理がある状況となってきた。

このため、民間検査機関や医療機関、ＰＣＲ検査センターで実施する検査については検査体制整備担当という部署を設置し、日々の報告の取りまとめを行うこととなった。最終的には、クラウド上で報告できるシステムを構築することとなったが、これと国の報告システムであるＧ－ＭＩＳが重複しているという問題は今も残っている。

その後も検査については感染流行状況とともに次々と課題が現れ、２０２１年４月には、新たに戦略的検査担当が設置された。とはいえ、本人の希望で繰り返し受けることもできる自費検査や、イベント開催のための安全確認を目的とした検査、人が集まる場所や地域などでのモニタリング検査、リスクの高い施設などを対象とした定期的なスクリーニング検査など、健安研や保健所で実施する本来の行政検査との関係整理を含め、いまだ長期にわたって翻弄《ほんろう》され続け、業務分担について揉め続けている。

この問題の背景には、インフルエンザの検査のように、全て保険診療で実施する体制として整理されている状況と異なり、コロナウイルスの検査について行政検査であれば無料、それ以外は有料とし続けていることに尽きる。この問題を解決すれば、２００９年の新型インフルエンザＡ（Ｈ１Ｎ１）発生時と同様に、保健所が検査の調整に関与することがなくなり、検査体制整備は医療体制の一部として整理されることとなる。

ちなみに、この時期の陽性率に対する関心の高まりを受け、当初国の示したＨＥＲ－ＳＹＳ（95頁参照）のイメージ図では、検査を受けた段階から個々人の情報を医療機関が入力することで、陽性率を一気に把握するという設計となっていた。

しかし医療機関において、受付の段階から個人情報をクラウド上のシステムに入力する体制を構築することは、設備面でも人員面でも非常に難しかったこと、検査機関がユーザーとなる仕組みは構想上なく、結果の入力も医療機関の負担だったこと、さらに致命的だったのは、当初、検査を受けた段階で登録した者と、本物の陽性者がシステム上に区別なく表示され、抽出表示ができなかったことなどから、早々に頓挫《とんざ》したのだった。

夜キットは禁止です！

ＰＣＲ検査の結果が出るまでの時間は、その後、様々な技術革新で短縮していったものの、即日分かるという状況はなかなか難しかった。代わりに20分程度で結果の分かる抗原定性検査（抗原検査キット）が5月31日に薬事承認され、活用が進み始めた。

その後の話であるが、季節性インフルエンザとの同時流行を踏まえた対策の中では、発熱患者に対し、インフルエンザの検査キットと同時に、抗原検査キットを使用することが提唱され、現在では無症状の場合でも、検査前確率が高いと思われる時（クラスター発生時など）はスクリーニング検査としても用いられるようになっている。

一方で、このキットの登場のために生じた問題とは、夜間の移送と入院調整の問題である。

救急病院が持病の悪化や怪我などで夜間の救急外来に来た患者全員に対し、念のためと抗原検査をした場合、陽性であればＣＯＶＩＤ－19の患者として隔離した病床に入院させなければならない。

しかし、そういう医療機関に限って、自分の医療機関に感染症の患者を受け入れられる病床がない。陽性になってから初めて慌てふためき、保健所に相談が入る頃には深夜になっている。そこから保健所は、受け入れ入院先を探し、見つかった後も移送対応してくれる民間救急を探さなければならない状況になる。

この問題は、第３波の初め頃から徐々に大きな課題となり、ピークを迎える年末年始、後に述べる「夜間入院調整窓口」の設置につながっていく。

現在の対応としては、ひとまず病状が落ち着いていて自宅へ帰れる方は、検査結果が出る前に帰って家で待機していてもらい、陽性だった場合は翌朝入院調整にすること、そもそも入院の必要がありそうな症例の場合は、万が一陽性になった場合にも、一晩は入院対応できる個室などの病床を確保してから検査を行うことを、お願いしている。

保健所だけでなく、医療機関にとっても、夜間帯に、不慣れな当直の医師が不慣れな当直スタッフと、隔離の必要な陽性患者に対応するのが負担なのは同じである。この話は第３波のところでも触れることになる。

3月

病院が見つかりません！

未知との遭遇

3月に入り、どの保健所管内でも本物の「患者（確定例）」が増加してきた。そして次々と届く発生届に書かれた連絡先に電話してみると、電話越しに現れる人々は、保健所が今まで出会ったことのないタイプの人ばかりであった。

つまり、「自分がまさか病気になるなんて！　しかも感染症って何⁉　なんで出かけちゃだめなの？」という、いわゆるリア充な人々であった。

陽性者の変遷

《輸入感染期》

第1波の初め、陽性者は渡航歴のある人ばかりであった。最初は中国、その後はヨーロッパやアメリカなどの先進国からの入国者、帰国者である。

もちろん外国人も多く、日本語が不自由な場合、説明や病院探しが難航する。日本人の場合、季節柄卒業旅行帰りの大学生もいたが、こんな時でも海外に行くことができる人々、つまりバックパッカーの途上国一人旅とかではなく、豪華客船クルーズとか、世界遺産巡り、ヨーロッパ一周観光ツアー参加者など、国外脱出を図っていた人々が、このタイミングで帰国し、どんどん発症していくのを目の当たりにした。疫学調査を開始してみると、住居がタワーマンションで、ほぼ無職で愛人生活をしている方であったり、全国各地の支社を出張で飛び回っている実業家であったり、高級飲食店の経営者だったりする。

その他、留学していた大学などの研究者、緊急帰国した大使館やＪＩＣＡの職員など、職業の公表に気を遣う人が多かった。

《国内感染期》

その後、国内感染が拡大するにつれ、高級飲食店を舞台として、打ち合わせと称した政治家や芸能人、有名スポーツ選手の会食、誕生日パーティーなどでの感染拡大が始まった。メディア関係者の感染も多かった。

全国的に拡大したライブハウスなどでのクラスターで分かったのは、今やライブハウスは10代の若者が行くところではなく、自分の稼いだお金を惜しみなく推しのグループにつぎ込むことのできる40～50代が多く、当然リピーターや追っかけといった行動でツアーとともに全国を行脚し、飲食を含めた頻回密接な接触をグループメンバー自体と行っているファンの人々だということであった。

《第2波以降》

その後の再拡大である第2波は、後でも述べるがいわゆる都心の「夜の街」の接待を行う飲食店の経営者、従業員や固定客などであり、中には反社会勢力の方も含まれ、対応に難渋した。

また、「余暇は美術館やクラシックコンサートに行き、外食は高級レストランに行く階層」

ではなく「娯楽はお笑いやライブ、声優や地下アイドルのイベント、食生活はファミレスや居酒屋、屋台が中心、時にはネットカフェやカプセルホテルも利用する生活をしている階層」に感染が拡大した。また介護・医療職とその他の兼業や副業を持つ人々から、徐々に医療機関や高齢者施設に持ち込まれ、後半には高齢者層の感染者も増加した。

第3波では20～30代の若くて元気な働き盛り世代を中心として、年末年始のクリスマスパーティーや忘年会・新年会、帰省をきっかけとした会合や同窓会など、一時期に集中して拡大したが、これらの社会活動性の高い人々は、今まで保健所と一番接点が少なかった人々である。

続く第4波も同じ状況であったが、ワクチン接種が進むにつれ高齢者は減り、ワクチン接種をしていない若年世代での感染が増えてきた。そんな中、高齢の陽性者の中には、ワクチンを打っていない人もおり、その理由について、何らかの事情があったり単に健康意識が低かったりするだけではなく、ワクチン推進という世論に迎合しないという俺流のポリシーがある、家族も絶対打たせない、といった、ややこしい人々もいた。

第3波に比べ幅広いピークで、爆発的な感染状況となった第5波では、ゴールデンウィーク前から続いた緊急事態宣言の解除による開放感と、オリパラ開催に伴うお祭りムードを背景に、初夏のもと、人々が活発に動き始め、どんなにリスクの高い行動をしていても思い当たることなんてないと言いきり、感染していようがしていまいが、自分の行動を一切変える気がない人々をはじめとして、幅広い層へ、感染が拡大した。

これらの人々に手を焼くこととなったのは、主張が強く、調査にしても療養方針についても、法に基づく対応を聞き入れてもらえず、なかなか調整がつかなかったからである。自己都合のスケジュールが過密で、夜間や土日でないと対応できないと言い、予約をすぐキャンセル・変更する、約束を守らない、連絡がつかない・折返しもない、病院やホテルに入所してみればスタッフに無理難題を言う、といった、よくいえば自分の価値観がはっきりしている、悪くいえば世界は自分中心に回っていると信じている人々との遭遇であった。

誰が陽性者を運ぶのか？

そもそも、一人一人の陽性者の病状に応じ、適切な療養方針を定め、必要に応じた入院先を探すことは、医療機関が行うことであり、本来は保健所の仕事ではない。保健所対応の根拠となる指定感染症で二類相当扱いの本来の意味は、陽性者を感染拡大予防という目的において全て隔離入院するということだからである。

また、感染症法において、患者を入院させるために移動させることを「移送」というが、二類相当の陽性者について、患者の居所を管轄する保健所が移送に責任を持つこととされているのも、感染症法に基づく感染症のまん延防止のため、確実に隔離するためである。

ＣＯＶＩＤ－19発生以前に実施した一類感染症疑い患者の移送は、２０１５年のエボラ出血熱疑い事例であり、疑い患者を陰圧式患者搬送用器具（通称：アイソレーター）に入れ、Ｎ95マスクを付けタイベック®製のつなぎのＰＰＥを着た保健所職員及び都事務職員が、感染症対策部で所有している感染症患者移送専用の救急車、通称ラッサ車（一類感染症である「ラッサ熱」にちなんだ呼称）に同乗して感染症指定医療機関に運ぶ、というたいそう仰々しいものであった。ちなみにラッサ車といっても特殊車両ではなく、外見も性能もなんの変哲もない、普通の救急車である。

二類感染症や新型インフルエンザ等感染症については民間救急車での対応となっていたが、装備や対応についてはこれらの規定が準用されており、そのため当初、ＣＯＶＩＤ－19についても移送にはどんなに軽症でも保健所職員が同乗していた。

しかし陽性者数の増加に伴い、だんだんそんなことはしていられない状況となり、民間救急会社側からの協力の申し出もあって、よほどの重症例でない限り、同乗不要となった。

そのため保健所職員は別途病院へ行き、入院勧告の準備をする、という状況になった。そのうち病院へ行く時間も惜しい状況となり、勧告はほとんど電話で終わらせるという状況になるまでに、時間はかからなかった。

次に起きたのは民間救急車の取り合いである。移送手段がどうしても見つからない場合に備え、保健所の庁用車に換気装置を設置し、アクリル板やビニールカーテンを取り付けるなどして改造し、陽性者も運べるようにする保健所もあった。また、オリンピック延期が決定すると、組織委員会から陰圧車両が貸し出されたため、タクシー会社と個別契約して運転してもらったり、陰圧車両と運転手の両方を手配してもらったり、といった状況になってきた。

当時バス観光会社も仕事がなくなり、車両を貸すという話もあったが、実際に使われたのかは把握していない。

退院基準の変遷

また当初、退院（療養解除）のためには、ＰＣＲ検査による陰性確認が24時間以上の間隔を空けて２回必要であった。この基準に基づき、実際検査をし続けてみると、症状とは関係なく、１カ月近く陰性化しない人がおり、全く無症状で元気な状態であってもそのまま入院し続けなければならない羽目になった。そのせいで病床ばかりでなく、検査のキャパシティも毎日の陰性確認で消費されてしまうことになった。

その後、陽性者が増えるとともに、検査のエビデンスも集積され、国からの通知で５月29日には解除基準が「14日間かつ症状軽快後72時間」と陰性確認検査２回が不要となり、さらに、６月12日には「10日間かつ症状軽快後72時間」と短縮されたのであった。

病院探しの難航と入院調整本部の立ち上げ

２０２０年当初、感染症指定医療機関を中心としてＣＯＶＩＤ－19陽性者用に確保されていた病床は１４０床程度であり、前記のように、無症状や軽症で特に医療が必要でない場合でも、検査が２回陰性にならない限り退院できないことから、あっという間に病床は足りなくなった。保健所職員が手分けをして電話をかけてもかけても入院先が見つからないという状態が慢性化し、自宅で入院待機状態の陽性者が急増した。

陽性者の受け入れ可能な病床数は、３月末には５００床まで確保されたが、入院に必要なのはベッドだけでなく、看護師などの医療従事者や医療機材の調達も必要であり、実際に５００人が入院できるわけではない。結局、各保健所がそれぞれ入院先を探しても効率が悪いということもあり、都庁に入院調整本部が発足し、土日も含めた日中に対応することとなった。

その後、都内の入院病床の確保は３月末の５００床から、４月に２０００床、５月に３３００床で運用され、第１波、第２波を乗りきることとなったが、第３波では持ちこたえられず、４０００床を確保することとなり、さらにその後、第５波では６６５１床を確保しつつ、都立公社病院や三次救急医療機関の病床を都で一括で調整として対応することとなった。それでも感染爆発が起きてしまった後では対応しきれないという状況については、後で述べたいと思う。

帰国者・接触者外来の経緯

入院だけでなく、外来受診についても、「帰国者・接触者外来」（東京都では「新型コロナ外来」と呼ぶ）に手を挙げる開業医は少なく、受診と検査の調整も難航した。

そもそも２００９年以降、新型インフルエンザなど感染症対策の一環として、都は「診療協力医療機関」を指定し、感染症患者の受け入れ可能な病室や外来などの整備に係る補助や、ＰＰＥの配布などを行っていた。しかしそれらの病院がＣＯＶＩＤ－19の疑い患者は診ないというのである。これまで何度となくＰＰＥを配布し、使用期限が切れそうになれば、それを活用して着脱訓練や診察訓練を繰り返してきたというのに、である。

第1波当初、熱のある患者を診た後、ＣＯＶＩＤ－19だと判明すると、その医療機関はＣＯＶＩＤ－19の感染の危険があるといった風評被害が激しく、患者が来なくなってしまうことから、自主的に一定期間閉院する医療機関なども多かった。そのため開業医は、そうならないよう、そもそも発熱患者を受け付けない、あるいは、保健所がＣＯＶＩＤ－19ではないと保証した人しか診ない、といった対応が広がってしまっていた。

その後の話であるが、9月に国は季節性インフルエンザとの同時流行に備え、この時期の発熱患者については、症状だけではインフルエンザとＣＯＶＩＤ－19の区別がつかないことから、診察や検査を行う医療機関は「診療・検査医療機関」として指定し、インフルエンザとＣＯＶＩＤ－19の検査を同時に実施する体制を整備した。

この指定を受けると、患者が来ない場合でも一定の補助金が出るため、開業医からも手が挙がるようになり、やっとＣＯＶＩＤ－19の検査や診療に対応してもらえる医療機関が地域で整備されることとなった。現在は都内に約４０００カ所余りが指定されている。

医療体制構築は誰の仕事？

ＣＯＶＩＤ－19に対する医療体制をどう組むのかが、その地域の陽性者の生死を分けている可能性があり、命を守るため、医療体制は公衆衛生対策とともに感染症対策の両輪である。

一方で、医療体制の整備は保健所だけでどうにかなる問題ではない。少なくとも防疫対策・予防対策の管轄なのかといわれると、そうではなく、もっと普段から医療機関や医師会を対象とした事業を行い、これら関係機関とのやり取りの窓口が分かっていて、地域の医療体制や病床確保の計画策定などを行っている部署が行うべき対策ではないかと思われる。

いずれにせよ、病院が無症状・軽症の若者を入院させていっぱいになってしまい、治療の必要な人や、重症リスクの高い高齢者や基礎疾患のある人が入院できない、というのは問題であるし、ギリギリまで在宅で我慢して、重症の状態になってから入院しても、助けることが難しくなってしまう。

どこかに無症状や軽症の人をまとめて隔離しておくことはできないだろうか？

そんなわけで、どこからともなく、インバウンド停止で干上がっている「ホテル」の活用という妙案が登場したのだった。

４月 ―― 宿泊療養始めます

今そこにある危機

３月24日に国際オリンピック委員会（ＩＯＣ）において、東京五輪の１年延期が決定した。そして４月７日には、新型インフルエンザ等対策特別措置法、いわゆる特措法に基づく緊急事態宣言が、初めて発出された。

これにより、都庁各局から公益財団法人東京オリンピック・パラリンピック競技大会組織委員会（以下、組織委員会）やオリンピック局へ派遣されていた職員が、感染症対策の応援職員として、都庁や保健所へ送り込まれることとなった。

私もまた４月１日に、保健所から、諸事情が重なり医師不足となってしまった都庁健康安全部感染症対策課へ「特命担当課長」という謎のポジションとして異動した。

とはいえ、4月からやってきた右も左も分からない人々と、1月から不眠不休で働き詰め、極度に疲弊しイライラしている人々の組み合わせが、すぐにうまくいくわけがない。

表面上解決できそうに見える問題についてちょっと尋ねてみても、それはじつは以前からの根深い問題であったりして、相手の逆鱗《げきりん》に触れてしまうことが多々あり、ＣＯＶＩＤ－19の発生以来切る暇がなく伸び放題の髪の毛を掻《か》きむしりながら、

「それを（このクソ忙しい）今、一から説明しないといけませんかね!!」（※（　）内は心の声である）

と、何度怒鳴られ、すごすご退散したことか知れない。

その後自分も、増員されてやってくる新しい上司から、同じように一からの説明を求められ、同じようにブチ切れるようになり、部下たちの気持ちがよく分かるようになったのであるが。

いずれにせよ、保健所だけでなく、都庁のような巨大な組織であれば尚更、それなりの準備をしておかないと、応援者と受援者の人間関係が大問題になりうることを、身をもって実感したのである。

今週から１００人収容しなさい！

登庁初日、当時の健康安全部内の部課長が部長室に呼び集められて言われたのは、「来週から宿泊療養を始めることになったので、対応をよろしくお願いする」という一言であった。

そもそも「宿泊療養」という概念が共有できない。とはいえ「何ですかそれ？　いったいどうやってやるんですか？」と聞ける雰囲気でもない。

２００９年の新型インフルエンザＡ（Ｈ１Ｎ１）発生初期の水際対策が強化されていた時期に、検疫法による停留として、濃厚接触者などが空港近くのホテルに隔離されたことがあった。また、武漢市からのチャーター便帰国者についても施設やホテルに隔離という対応があったのは１月のところで述べたとおりである。

しかし今回は、検査で確定診断のついた陽性者を収容するのである。

宿泊療養に必要な準備って、いったい何だろう。

自分がホテルに２週間近く監禁される場合を想像し、具体的に思いつくまま挙げてみると、配食サービスの手配、使った後の消毒対応、退所のための検査をどこでどうやって誰が行うのか（この時はまだ陰性確認2回が基準であった）、宿泊療養中に体調が急変した場合の判断・対応、搬送先の医療機関の確保、地区医師会との調整、近隣住民（商店街？）への説明、風評被害対策、マスコミ対応……。

とはいえ上司は、「やるしかない、ｍｕｓｔだ！」と言う。

日本で、いや世界でも、誰もやったことのないことを始めるとなると、目の前にある課題の山積み状態にめまいがするようであったが、それ以前に、都内で自宅待機の陽性者がどんどん増え続けているという危機に直面しすぎていて、とにかくなんとかしなければ、という火事場の馬鹿力を発揮しなければならないこととなる。

いずれにせよ、マニュアルや様式類を一から作り始めるしかない。４月２日にようやく国から出された通知を頼りに、各担当に分かれ、徹夜の奮闘が始まった。現地視察、知事への説明、メディアブリーフィング……。

そして本当に４月７日、宿泊療養施設第1号がオープンし、11名の陽性者が入所した。

その後「自宅待機となっている陽性者は１００人ぐらいいるのだから、１００人は収容せよ」という命令が下り、休む間もなく2号、３号とさらなる開設に向け動き始めたのだった。

「のぼり」「くだり」の船人が

自宅から宿泊療養へ入るためのホテルを「のぼり」用、入院医療機関から症状が軽快して宿泊療養へ移動させるためのホテルを「くだり」用と呼ぶ。

退所（勧告解除）のための陰性確認2回については、ホテルで実施するため、地域の医師会の協力が不可欠だった。また、宿泊療養中に悪化した陽性者を受け入れてもらう医療機関も確保しなければならなかった。

ちなみに、宿泊療養施設への移送は、民間救急車を活用することになったが、これにより民間救急車が不足し、本来の目的である医療機関への陽性者搬送ができなくなる、といった問題も生じることとなった。このため現在は、民間救急車ではなく、陰圧車両を都で借り上げて対応している。

また宿泊療養開始当初は、うちのホテルも使ってほしい、といったホテル経営者からの売り込みが多数あったが、詳細を説明すると、最終的には遠慮されてしまうこともあった。首長の独自施策として、市区町村独自で宿泊施設を運営する、といった試みもあったが、そのうちだんだんと宿泊療養施設運営の大変さが知れわたるようになり、今のところ、都内の宿泊療養施設は全て都が直営で運営する形を取り続けている。

一部、施設ごとに異なる部分もあるが、入所条件は、

・無症状病原体保有者又は軽症であって、症状や検査所見などを踏まえ入院治療を要しないと医師が総合的に判断した方
・周囲に感染を広げないための留意点を遵守することが可能な方

である。

そして実のところ、この後に続く「以下のいずれにも該当しない方」というのが肝《きも》である。

・高齢者（満65歳以上）
・基礎疾患がある方（糖尿病、心疾患又は呼吸器疾患を有する方、透析加療中の方など）
※内服により症状が安定している場合を除く（内服薬は持参）
・免疫抑制状態にある方（免疫抑制剤や抗がん剤を用いている方）
・妊娠している方
・アレルギー除去対応が必要である方

・文書及び会話において、日本語によるコミュニケーションが困難である方
※ただし、以下11言語は３者間通話で健康管理ができるため利用可能（英語、中国語、韓国語、ベトナム語、ネパール語、ポルトガル語、スペイン語、ミャンマー語、フランス語、タイ語、タガログ語）

これだけの条件があると、発生届の記載項目だけでは判断できないし、ＨＥＲ－ＳＹＳにも入力項目がない事項が多いことから、保健所での聞き取り項目を増やす必要がある。そしてその項目に沿って受け入れ可否を判定する作業が必要となり、ここでも「医学的な判断が必要だから医師がいい」と、また公衆衛生医師の仕事が増える結果になった。

当初、都庁内の公衆衛生医師数名が手弁当で順番に対応していたが、これがだんだんとボトルネックになり、年末年始の第３波では、多数の宿泊待機者が生じる事態にもつながった。健診機関への委託という形でそこに務める保健所長ＯＢ・ＯＧの力を借り、解決に至るまでには、その後数カ月を要することとなる。

ちなみに、アレルギー除去対応には、食品だけでなく、ゴム手袋でかゆくなる人（ラテックスアレルギー）もだめである。陽性者急増時の忙しい最中、本人がラテックスアレルギー

申告しておらず、ホテル入所が決まった後に都の宿泊療養調整担当者による聞き取りで判明したため、保健所がわざと情報を隠して申し込みをしたのではないかとの疑いをかけられ、弾劾される、というトラブルになった事例もあった。

とはいえ本来、宿泊療養は「医療対応不要で預かることができる人を預かる」という本人の扱いやすさの次元ではなく、家庭内感染が多発する中、同居者に感染させるリスクを低減させ、まん延防止を図るという、公衆衛生学的な次元で入所させるかどうかを判断すべきである。

本人の病状等にかかわらず、陽性者を隔離することで、その同居者である「医療従事者や介護職、高齢者や基礎疾患を有する者などの重症化リスクのある者」を守るという、感染症法本来の目的を忘れてはならない。そもそも、17世紀にロンドンでペストが流行した時、陽性者は家族ごと家に閉じ込められ、家庭内で感染が拡大して一家全滅となっていたというから、まだ感染していない家族から陽性者を隔離するのは正しい方策である。

ペットをめぐる冒険

子どもとともに陽性となった家族から、子どもの面倒を見るためにどうしても自宅にいたい、という要望があるのと同様に、ペットを飼っている人から、ペットを置いておけないので自宅を離れたくない、自分が入所中にペットの面倒を見てくれる人がいない、といった理由で、宿泊療養を拒否する事例も生じてきた。

そのような状況に応じ、ペット同伴宿泊療養施設を開設するほか、ＣＯＶＩＤ－19とペットに関する相談事業も展開することとなり、動物愛護相談センターは突然忙しくなった。ちなみにヘビやトカゲといった爬《は》虫類《ちゅうるい》は、逃げる確率が高く、鳥類も飛んでいってしまう危険性があるので、残念ながら同伴療養に対応していない。

こうした中でも、ペットをたくさん飼っているという、いわゆる「多頭飼い」が問題となった。第2波の際には、一時期ＳＮＳで流れたのか、犬もしくは猫を多頭飼いしているのでホテルには行けない、と申告する若者が続出した。あまりに怪しいので、「電話越しに鳴き声を聞かせてください」とか、「ペットの写メ送ってください」とプレッシャーをかけたりと、各保健所と陽性者の間で攻防が繰り広げられたという。

「自宅療養」ではありません！「自宅待機中」です！

当初、保健所側では、症状が落ち着いていて何らかの治療の必要がないのであれば、そのまま自宅にいてもらってもいいのではないか、という考えが主流だった。このため、病床に空きがなく、病院に入れない陽性者については、そのまま家でじっとしていてください、といった説明をしている保健所が多かった。

一方で、都の幹部の間では、自宅では監視の目が行き届かず、勝手に外出するのではないかといった不安や、自宅待機中に急変して家で亡くなっていても見つからないのではないのか、といった危惧《きぐ》もあり、原則入院もしくは宿泊療養として、自宅待機中の者はいても、自宅療養者はいないことになっていた。

実際に当時、自宅で原因が分からずに亡くなった方、いわゆる「異状死」の届出事例について、多くがＣＯＶＩＤ－19と診断されずに亡くなっているのではないかといった疑いも生じ、東京都監察医務院での剖検結果に注目が集まったりもしていたのである。

確かに感染症患者の場合、一定の期間限定で、感染拡大予防のために隔離することがそもそもの目的であるので、その目的に基づいて管理するには監視の目が行き届かない自宅療養は、適さない。これは、通常時に、高齢者、障害のある方、精神疾患のある方などは、できるだけ地域で日常生活を維持しつつ暮らすことが理想とされ、施設よりも在宅が適しているとされるのとは対照的である。

その後の第５波で、自宅療養者が急増したため、都のフォローアップセンターが健康観察の対象とする年齢が限定された際には、保健所が代わりに、多数の自宅療養者に対し、医療提供、急変・救急要請といったイレギュラーな対応だけでなく、全員について日々の健康観察や療養終了といった定型業務の対応もしなければならなくなった。このため一気に保健所の業務量が増加し、いかに施設での管理が効率的かを思い知ることとなる。

ちなみに宿泊療養の開始にあたり、都は入院もしくは宿泊療養を原則とすべきとの要望を国に提出し、4月23日にはその意向に沿い、軽症者等については「宿泊療養を基本として対応いただきたい」という旨の通知が国から出されたが、第5波を受けた翌年（２０２１年）の8月3日には病床のひっ迫により、「入院させる必要がある患者以外は自宅を基本」という旨の通知が出されることとなる。

なお、入院・宿泊療養の調整には、毎朝各保健所が入所させたい新規陽性者の情報を別途ＥＸＣＥＬファイルに入力して送らなければならず、この作業量が大きな負担になっていたことが第3波の反省点となった。入院調整システム（現：東京都新型コロナウイルス感染症情報システム）が整備され、ＨＥＲ－ＳＹＳからダウンロードされた陽性者の情報を基に毎日更新されるようになり、保健所での入力の手間が少なくて済むようになるのは、もう少し先の、２０２１年2月以降のことである。

5月

おまえの区では何人患者が出てるんだ！

東京砂漠

初めての緊急事態宣言が発出されたゴールデンウィークの東京は、静まり返っていた。こんな時に出勤しているのは感染症対策課の職員ばかりである。乾燥した都庁の事務室は、正に「東京砂漠」であった。

特に都庁前駅周辺はそもそも飲食店が少ない上に、コンビニまで閉まっており、自動販売機も売り切れが続出していた。しかも、都庁の各階に設置された給湯器は、平日21時以降及び土日は作動停止している。電気ポットは1台しかない。家からたくさん食べ物や飲み物を持ってこないと、たちまち兵糧《ひょうろう》攻《ぜ》めに遭うこととなる。研修医時代の当直生活以来、久しぶりにカップヌードルやペヤングソース焼きそばを買い込み、夜食にする生活が始まった。

一方で、厳重な緊急事態措置と、8割おじさんの活躍により、本当に新規陽性者数は減り始め、ついに一桁となった。

マスコミ対応は医師の仕事？

着任当初、感染症対策課長の仕事の一つとして、毎日の陽性者の概要を記者に説明する、という役割があった。この準備が大変で、ほとんど他の仕事ができない。患者数が増えるにつれ、準備に夕方までかかり、その間にもマスコミからの問い合わせが入るという悪循環に陥り、一番大切な本来業務である、ＣＯＶＩＤ－19対策現場の保健所からの問い合わせや調整に、全く対応できない状況であった。

3月、保健所にいた時から、感染症対策課に電話がつながらないし、国の通知に係る都の対応の整理など、対策の根幹に関わる方針のとりまとめや都内統一的な指示といった対応が遅れていることは不思議に思っていたが、大きな原因が、この毎日の陽性者数整理と記者説明対応であったことが分かった。

医師の方が疫学や医学用語が分かるからという理由だけで、公衆衛生医師が対応していたようだが、やっている方からすると、保健所が陽性者との関係を構築しつつ聞き取りを行っている段階で、都庁が調査中の疫学情報を伝えれば大きなトラブルになるので、話せることはほとんどない。子どもに陽性者が発生すれば学校なのか、保育園なのか、集団生活をしているのか、家庭内なのかと聞かれ、成人での感染事例については会食なのか、夜の街と関連あるのか、延々と聞かれるが、詳細は調査中としか答えられない。

　これらはリスクコミュニケーション技術の問題であって、ガイドライン等でも、対応している現場の職員や管理職をマスコミに晒すのは避けるべきとされている。マスコミ対応になれた広報課等の事務の管理職がやった方がよっぽど合理的で効率がいい、まさに「医師免許がなくてもできる仕事」である。

　このため、幹部との折衝を重ね、５月のゴールデンウィーク明けから新たに情報管理担当課長と係長（課長代理）、係員が専属で配置され、担当から外してもらうことができた。

発生届から公表まで流れ

　ＣＯＶＩＤ－19陽性者の発生動向については、都区間協定に基づき、都内31保健所の情報を感染症対策課で集約し、公表することとなっている。

2月の状況で説明したように、そもそもCOVID－19の検査は全て健安研で実施していた。このため当初は、健安研での検査結果をもとに保健所が発生届を作成し都へ提出したタイミングではなく、健安研での検査結果が陽性と判明したタイミングで、都庁で数を集計し、検査申込書に書かれている内容などをもとに公表をしていた。

そのうち行政検査の保険適応が始まると、健安研ではなく民間検査機関などでの検査結果をもとに医療機関が発生届を作成し、保健所経由で都へ提出される事例が増え、発生届のタイミングと、健安研の検査結果が陽性と判明するタイミングがずれるといった問題や、健安研と民間検査機関の両方に検体を提出していて発生届が重複していることが後になって分かり修正するといったことが増え、確認作業が難航するようになった。

このため、全ての事例について、都に発生届が提出されたタイミングで公表することと整理した。ここで問題となったのが、都への発生届FAX送信に係る遅延である。

当初、都の担当部門にはFAXが1台しかなく、受信用と送信用も分けられていない状態であった。そのため1日の新規陽性者数が増えた3月頃から、保健所が都へFAXを送信しようとしても、いつも交信中でつながらない、という苦情があった。

このため、結核対策用に使っていたもう1台のFAXを追加したが、第1波の陽性者急増には追いつかず、発生数の多い保健所はその日中にＦＡＸ送信が終わらないといったことも生じるようになった。このせいで、保健所で把握している陽性者数と、都が公表している陽性者数に差が生じ、５月中に、修正プレスを行うこととなった。

数への強いこだわり

１６６４年からロンドンでペストが流行した際、「the Bill of Mortality」（いわゆる死者週報）に記載されている地区ごとの死者数に、市民は一喜一憂していたというが、２０２０年の都民、いや多くの日本国民も、大差なかった。

自分の住んでいる地域にいったい何人陽性者がいるのか。そもそも感染症患者の公表は都で一括して対応しているので、自治体ごとの数は公表しないこととなっていたが、もはやこのような主張は通らない状況となり、次々と数を公表する自治体が出てきた。このため４月以降、都の日々の公表についても自治体別の陽性者数を掲載することとなった。そうなるともともと人口が少ない自治体では１例増えるごとに大騒ぎになり、後日人数を訂正する必要がある場合なども一苦労であった。

また、数だけでなく公表の内容についても、自治体によっては首長からの圧力が強く、行動歴などをもっと詳しくするよう求められて四苦八苦している保健所もあった。そもそも感染源や行動歴などの詳細を公表する必要があるのは、不特定多数への感染が疑われ、注意喚起が必要な場合のみだと説明しても、なかなか納得されない。

自治体ごとにばらつきがないよう、国の一類感染症に係る情報公開基準を基に、都として統一的な項目を示してきたが、だんだんと個別に独自の基準で自治体のホームページに発生状況を掲載するところも増えてしまった。このばらつきを修正しながら、ＨＥＲ－ＳＹＳに入力されているデータを活用し、最終的に国が公開サイトを作り、全国の状況を一覧で比較できるようになるまでには、この先長い道のりとなる。

患者情報管理センターの設置

そもそも感染症発生報告を集計するタイミングは、日報ではなく週報となっている。これは、検査、診断、発生届、内容確認といった作業の工程で、正確な数が確定するには時間がかかることから、正確を期すため、週単位での報告としていたからである。速報値であればあるほど、訂正の必要が生じてくるため、本来感染症は「日報」には向かないのである。

一方で、この頃は、まだ陽性者数ぐらいしか感染状況の目安になるものがなく、マスコミも数の増減に対して扇動的な取り上げ方をしていたことから、人々はその日の陽性者数速報を天気予報のように捉え、一喜一憂して外出するか否かを決めていたところがあった。

このため、都は特設サイト「新型コロナウイルス感染症対策サイト」を立ち上げ、「検査陽性者の状況一覧」に示すデータをいち早く更新するよう各担当部署に厳命していた。そしてそれまでのＦＡＸ遅延や重複などを改善し、少しでも正確な陽性者数を把握することを目的に、都内の陽性者の情報を一括する「患者情報管理センターデータベース」を作り、それを管理する「患者情報管理センター」を設置、保健所へも都の職員を派遣し、現場を手伝いながら情報を集約することとなった。

その矢先に、国は新しい感染症管理システム「新型コロナウイルス感染者等情報把握・管理支援システム（Health Center Real-time Information-sharing System on COVID-19：ＨＥＲ－ＳＹＳ《ハーシス》）」を立ち上げることを発表したのである。

「HER-SYS」VS「NESID」

国の考えたＨＥＲ－ＳＹＳの基本構想は、

・発生届以降も刻々と変化する患者の状況（ステータス：自宅待機中、入院中、療養解除といった状態のこと）を管理すること
・行政機関だけでなく、医療機関、患者本人といった関係者（ユーザー）において入力、閲覧、共有が可能となること

の2つである。

そもそも感染症法に基づき届出が規定されている感染症については、患者発生状況サーベイランスに基づき、各保健所が発生届の情報を感染症サーベイランスシステム（National Epidemiological Surveillance of Infectious Disease：ＮＥＳＩＤ《ネシッド》）へ入力し、都道府県での確認を経由して国へ報告される仕組みとなっている。

このシステムは行政機関のみアクセス可能なネットワーク上にあり、ユーザーは保健所、都道府県感染症対策主管課及び地方衛生研究所、国立感染症研究所及び厚生労働省結核感染症課に限定されていて、医療機関が直接発生届の情報を入力したり、閲覧したりすることはできない。

当初ＣＯＶＩＤ－19についてもサーベイランスの仕組みとして、保健所は医療機関から発

生届を受理後、このＮＥＳＩＤに入力するという作業があり、都の公表データと、国がＮＥＳＩＤで把握しているサーベイランスデータとの間にもタイムラグが生じていた。また、１日の新規陽性者数が１００件を超え始めると、さすがにＮＥＳＩＤの動きが鈍くなり、ついに1回でその日に発生した陽性者全ての情報を出力することができなくなった。そもそもＮＥＳＩＤは、入力の必要がある感染症が１日１００人規模で発生するということを念頭に置いて設計されたシステムではなかったのである。これらを解消することがＨＥＲ－ＳＹＳの目的の一つであった。

また個々の陽性者について、発生届提出以降の、療養方針の決定、医学的評価（軽症・中等症・重症の別）と治療、療養終了まで追う、という概念そのものがなかった。これまでに発生していた感染症について、結核以外のほとんどが、対症療法などで自然治癒する急性疾患であり、発症後の経過を追う必要がなかったからである。ＣＯＶＩＤ－19については、症状や病態、重症度が多彩であり、病状に応じて宿泊療養施設や病床の確保が必要になることから、病状別に陽性者数を効率的に把握することが、もう一つの目的であった。

これらに加え、付随する健康観察システムにより、陽性者から直接健康状態を把握することができるようにする、といったことも、目標に掲げられており、これがその後の健康観察システム「ＭｙＨＥＲ－ＳＹＳ」として展開されていくこととなる。

山あり谷ありの始まり——課題が山積のＨＥＲ－ＳＹＳ

２０２０年５月15日から始まったＨＥＲ－ＳＹＳ試行利用に、手を挙げた保健所で活用した当時、今では考えられないほどの初歩的なシステム上の課題が山積していた。例として、

・新規の発生届の入力があったことを知らせる機能がない（その後の改修でも、新規の入力を知らせるアラートと、すでに入力されている情報の修正を知らせるアラートの区別がつかないといった問題があった）
・いつ誰が入力したのか、修正したのか、といった記録（ログ）が残らない
・主たる入力者となる保健所について、陽性者の居所が他保健所にあるとして、主たる保健所を切り替えてしまうと、入力ができないばかりでなく、閲覧することもできなくなる（たとえば間違えた保健所に切り替えてしまうと、発生届が行方不明になってしまう）
・検索機能・ダブルチェック機能がない
・陽性者を一覧として表示できる画面がない

・発生届出様式での帳票印刷機能がない
・データのダウンロード機能・インポート機能がない
・生年月日の入力が空欄になっていると、自動的に1年1月1日生になってしまう（イエス・キリストと同じ年に生まれたことになる）
・1組織につき付与可能なＩＤの数が限定されている。また、1度登録すると、その後の変更（例えば担当者名などの変更）が非常に困難である

といった、大きいものから些細《ささい》なものまで、幅広く多岐にわたる課題があり、業務効率化どころではない、という意見が大半を占めた。

そしてこれらの課題について、国の担当者に提言してもなかなかシステム改修が進まず、試行利用をした保健所ほど導入に難色を示し、都内全保健所への導入にかかる調整が非常に難航することとなった。

データ移行も楽じゃないよ

その後、国が全国でＨＥＲ－ＳＹＳの導入を推し進める中、8月には都としても、一部の

保健所を除いた、全ての都内保健所へ、ＨＥＲ－ＳＹＳを導入する方針となった。このため、これまでのＣＯＶＩＤ－19全陽性者のデータを、ＮＥＳＩＤと患者情報管理センターデータベースを活用し、ＨＥＲ－ＳＹＳへ移行するとともに、今後、発生届の都への提出もＨＥＲ－ＳＹＳで行うこととした。

その後もしばらくは、医療機関や保健所による入力ミスが多かったことから、手書きの発生届原本がある場合はＦＡＸしてもらい、情報管理担当でＨＥＲ－ＳＹＳ入力内容のダブルチェックを行っていた。徐々に入力精度は上がり、保健所確認済かどうかをチェックする機能がＨＥＲ－ＳＹＳに追加されたことなどもあり、12月に第３波を迎え、各保健所の新規陽性者数が１００を超える頃に、ようやく保健所から都への発生届提出についてＦＡＸを廃止し、完全にＨＥＲ－ＳＹＳへと移行したのであった。

重症者の定義

ＨＥＲ－ＳＹＳユーザーのうち、保健所については発生届を中心として導入が進んだが、療養状態の把握に係る入院医療機関の入力は進んでいない。入院医療機関が入力する上でデメリットになるのは、都と国とで重症患者の定義が異なることも影響している。

ＨＥＲ－ＳＹＳの医療タブには、「入院日付、退院日付、死亡年月日、重症化指標（人工呼吸器、ＥＣＭＯ、ＩＣＵ）の開始日、終了日」といった項目が用意されている。

これは、厚生労働省新型コロナウイルス感染症対策推進本部 令和2年3月19日付事務連絡「新型コロナウイルス感染症の患者数が大幅に増えたときに備えた入院医療提供体制等の整備について」において、「重症者」を「集中治療室（ＩＣＵ）等での管理又は人工呼吸器管理が必要な患者」のこととしているためである。

一方、都は、

・ＩＣＵ在室者の全てが、必ずしも重症でない
・人工呼吸管理下の重症患者が必ずしも、ＩＣＵに入室していない
・集中治療の基準が病院によって異なる可能性がある
・人工呼吸器やＥＣＭＯの導入は、判断の差が出にくく、基準が明確

といった、感染症指定医療機関の医師や都医師会員をはじめとする専門家の意見も踏まえ、２０２０年４月27日から、現場の実態を反映している基準として、重症例を「人工呼吸管理

またはＥＣＭＯを使用している患者」とし、これを都独自のシステムで医療機関から総数として把握し、都のモニタリング会議で活用している。

なお、厚労省からは、国基準での重症者数についても報告するよう依頼があったため、依頼に基づいた患者数を参考値として提出している。

終わらないイタチごっこ

このように、他道府県に比べ陽性者数が圧倒的に多く、対応すべき事項が多い都は、常に必要性や政治的決断に迫られ、国に先行して様々なシステムや事業を先行して構築していった。そしてしばらくすると、同じようなシステムが全国統一版として国から発表され、導入が推し進められる結果、都独自システムとの齟齬《そご》が生じ、結局どちらにも入力しなければならない状況となり、現場の負担になる、といったことが、その後、何度も繰り返されることとなるのであった。

６月——何を根拠に？

第１波を踏まえた……

この頃初めて、流行曲線のピークに対して「波」という言葉が定着し、「第１波」は「４月に新規陽性者数の７日間平均がピークを迎えた波」と定義された。

この第１波が収まってから、何かにつけ、「第１波を踏まえた対策」とか、「第２波への備え」という言葉が飛びかい、「第２波対策検討ワーキング」が開催された。この中で「東京ｉＣＤＣ構想」なども議論された。

都庁内の各課においても課題の整理が行われ、「感染症対策部構想」の中で、保健所からも課題の聞き取りを行うべく、特別区保健予防課長会各ブロックの幹事や、都保健所保健対策関係課長会幹事との意見交換会が開催された。とはいえ、これらの試みの中で提案された内容で、残念ながら感染症対策部の発足において生かされたものは「保健所支援担当」の設置ぐらいであった。

すばらしい新世界

緊急事態宣言を解除するにあたり、「3密」回避に加え、「新しい生活様式」が誕生した。感染拡大を防ぐため、飛沫感染や接触感染、さらには近距離での会話への対策を、これまで以上に日常生活に定着・持続させた生活様式――「身体的距離の確保」「マスクの着用」「手洗い」の3つを感染防止の基本とした生活である。

つまり、新しい生活様式の下では、職場を単位とするような、大人数での密集した歓送迎会や忘年会、カラオケパーティーが存在しない。

プライベートでも、大人数での長時間にわたる花見やBBQ、ホームパーティー、貸切にした店舗やレンタルスペースでの飲み会も存在しない。デパートのバーゲンでもみくちゃにされることもない。人混み嫌い、パーティー嫌い、イベント嫌いの私にとってはすばらしい新世界となった。

一方で、誰もが毎朝熱を測り、こまめに手を消毒し、常にマスクをしている生活——電車に乗る時も、仕事中も、会議中も、映画を見る時も、ランニングをする時も、常時マスク着用が常識となった。マスク違いではあるけれど、ナウシカの腐海の中の生活ともいえる。

また3密回避を機に、様々な分野で窓口での申請手続き、訪問調査などのＩＴ化も進み、確定申告だけでなく、国勢調査もオンライン化したのは大きな進歩である。ウェブ会議システムやテレワークシステム（在宅勤務）も多くの組織で取り入れられるようになった。選挙もこれを機にオンライン化していれば、後に問題となる自宅療養者などの投票権について揉めずにすんだのにと残念に思う。

ちなみに「3密」はご存知のとおり、「密集」「密接」「密閉」であるが、とある小学校の書き取りテストで出題したところ、「密会」「密談」「密輸」という回答もあったという。いったいどんな場面を想像したのか。

「生はよくねえよ」

保健所には様々な専門職が配置されていることから、区民に対する出前講座を頼まれることが多い。ＣＯＶＩＤ－19発生前のことであるが、いわゆるライオンズクラブのような会社経営者などを中心とした方々の食事会を兼ねた勉強会で、感染症の話をしてほしいと呼ばれたことがあった。

保健所としては、当時、成人層における風しん流行が課題となっていたことから、職域での抗体検査や予防接種の話をするとともに、若年女性層と壮年男性層での梅毒の流行が収まらないこと、ジビエなどの肉の生食で生ずる細菌や寄生虫による感染症が増えていることなど、身近な感染症の恐ろしさを訴え、性感染症と食中毒の予防のために、「生はやめましょう！」という話をした。

ちなみに最近ＴＶアニメ化された手塚治虫の『どろろ』では、川から捕まえた魚をそのまま食べようとする百鬼丸に対し、どろろが、「うわっ待て待て待て！　生はよくねえって！」と火を起こして焼いてあげるシーンがある。川魚は特に寄生虫が多く、リスクが高い。野生児のどろろですら生食は良くないことを知っているのだから見習ってほしい。

ともあれ、最後には、「感染症予防の基本は、手洗い、咳エチケットといった普段の生活習慣であり、各ご家庭でも帰宅直後の手洗い・うがいや着替えの徹底、トイレや洗面所のタオルは共有しない、赤ちゃんや高齢者のお世話をする際も、前後に手洗いなどを心がけ、家族の健康を守りましょう！」という話もしたのであるが、会場からの反応は、

「いちいちそんな面倒くさいことやってられないよ。家の中でもそんなに神経質になったら参っちゃう」

という雰囲気であった。そういうわけで、いくら家庭内分離を呼びかけても、ＣＯＶＩＤ－19がいったん家の中に持ち込まれると、たちまち家族感染が拡大してしまうのは無理もないと思っている。

「節度のない者たちと無駄な集会に関する条例」

『ペストの記憶』によると、１６６５年にロンドンでペストが大流行した際にも、新たな生活様式的な条例が出されている。出典どおりの古典英語で「Orders concerning loofe Peforms and idle Affemblies」、直訳すると「節度のない者たちと無駄な集会に関する条例」となる。

武田将明氏による訳を引用すると、この中ではまず、

「すべての芝居、熊いじめの見世物、賭博、街頭での詩歌《バラッド》の朗唱、剣術試合など、人を大勢集めるような催しを一切禁止する。違反した者たちはそれぞれの区長によって厳重に罰せられる」

とされている。熊いじめがどういう見世物だったのかはさておき、あのシェイクスピアの

聖地であるロンドンですら、芝居を禁止したのである！

また、

「公共の場で宴会をおこなうこと、特に市の商業組合の宴会、および居酒屋、ビアホールなど、皆が飲食する場所でのディナーパーティーは、追って許可が出るまで禁止する。これで節減した分の金は、ペストを発症した貧民の支援と治療のために貯蓄し、使用される」

としている。なんと素晴らしい心意気ではないか。

さらには、

「居酒屋、ビアホール、コーヒーハウスおよび酒蔵《さかぐら》で節度をわきまえずに深酒するのは、今日広く見られる過失であり、ペストが蔓延する最大の原因でもあるから、これを厳重に取り締まる。午後九時以降、いかなる団体も個人も、飲酒のために居酒屋、ビアホール、コーヒーハウスに入ることも残ることも禁じる」

としているのである！　今回、緊急事態措置のたびに、なぜ飲食店ばかりなんだ、なぜ酒がダメなんだ、などなどと言われているものの、古典の時代から、感染症まん延の最大の原因の一つとして、飲食店での飲酒が挙げられていて、その禁止は、対策の大きな柱になっていたのである。

仕事を失う人々

一方で、ペスト流行初期のロンドンにおいては、生きることに必要な最低限のものを除いて、全ての取り引きが終止符を打たれたようになったことから、感染症の発生後、すぐに窮地に陥った人々について、デフォーは職業や階級に分けて示している。具体的には、

・あらゆる製造業の親方衆
・取引業者や税関の職員
・家の新築や修理を担う職人
・（テムズ川の）水上の交通に係る人々
・馭者《ぎよしや》、奉公人、日雇いの人々（肉体労働や小売業を含む）

である。

現代の日本においても、「新型インフルエンザ等対策特別措置法（以下、特措法という）」に基づく緊急事態宣言による飲食店への休業要請などにより、日雇いやアルバイトの労働者

は直撃を受けた。東京都においては感染症対策部や防災部と並び、産業労働局は、休業保証などのため多忙な部署の１つとなったのは当然であろう。

特措法ができた経緯——２００９年の新型インフルエンザ

そもそも特措法は、人から人へ伝播する感染症のまん延を防ぐために、感染源に限らず外出の自粛の要請など、人と人との接触機会を広く削減するための介入の根拠となる法律である。

後でも述べるが、２００９年の新型インフルエンザＡ（Ｈ１Ｎ１）に対する一連の対策の中で、感染拡大防止の観点に基づき、自治体から休校やイベント中止などの公衆衛生上の対策が要請されたが、その際の法的根拠がないことが課題となった。

このため特措法は、感染症の流行が、国家的な危機管理が必要な事態として位置づけられた際の、政府を挙げての対応が明記された初めての法律として、２０１２年５月に成立し、２０１３年４月から施行されることとなったのである。

以来、各自治体は、特措法に基づいた新型インフルエンザ対策として、行動計画を作り、地域の診療協力医療機関、三師会（医師会、歯科医師会、薬剤師会）・警察・消防などと協議会を設置し、毎年、帰国者・接触者外来のための陰圧テント立ち上げ訓練や、ＰＰＥ着脱訓練、感染症指定医療機関への患者搬送訓練、住民への集団接種模擬など、様々な訓練や、ＰＰＥの備蓄を行いながら、それなりに２００９年以降、「今、目の前にない危機」にも備えていたのである。

今回のＣＯＶＩＤ－19発生にあたり、この既存の行動計画に基づいて対応、という政府方針が打ち出されるのかと、各自治体や保健所は待ち構えていたところ、２０２０年２月25日に政府の「新型コロナウイルス感染症対策本部」が開催され、「新型コロナウイルス感染症対策の基本方針」が決定されたが、既存の「新型インフルエンザ等対策政府行動計画」は活用されなかった。

以降、「新型コロナウイルス感染症対策の基本的対処方針」として、文章はどんどん長くなる一方、いつまでたってもまん延期（まん延期の意味については156頁参照）にならないというパラドックスに陥ったのである。

「誰が専門家なのか」問題——保健所は蚊帳の外

国の出す緊急事態宣言や基本的対処方針の内容は、国の専門家会議（現：基本的対処方針分科会、新型コロナウイルス感染症対策分科会など）で検討されるが、そのメンバーとなる「コロナウイルスの専門家」というのは、そもそも誰であるべきなのか、といった議論がある。

インフルエンザウイルスについては、ＷＨＯのラボが決まっているし、世界的なネットワークも確立していることから、誰が専門家なのか、というような疑問は生じなかった。発生前にも感染研では定期的にメディアとの学習会などを開催しており、そもそも国の専門家会議に疑問を呈するようなことはなかったのである。

東京都についても、これまで、新型インフルエンザなどの新興・再興感染症などの発生予防及びまん延を防止する対策として、様々な専門家の意見を聴取しつつ、「東京都感染症予防計画」をはじめとする様々な感染症に係る計画を策定してきたわけであるが、ここにきてＣＯＶＩＤ－19という未知の敵に対し、改めて、誰を専門家として意見を聴取するのかということが課題となった。

このため、「新型コロナウイルス感染症医療アドバイザー」を設置することとなった一方で、アドバイザーは、医療政策主導で集められたため、「救急医療又は感染症医療に精通した医師またはリスクコミュニケーションに関する学識経験者などから選出」と、医療体制とリスコミ（リスクコミュニケーション）に係る専門家が中心となっており、医師については、地域の発生状況を集団で捉える公衆衛生の専門家というよりは、個々の臨床医療現場の専門家が中心となってしまった。その後設置された東京ｉＣＤＣにおいても、保健所勤務経験のある専門家はいなかった。

このため、陽性者全体の対応について最前線に立つ保健所の意見が反映されづらいことが、後々の対策にも大きく影響していく。

「基準は何ですか」問題

都はアドバイザーの意見を踏まえ、５月15日に「新型コロナウイルス感染症を乗り越えるためのロードマップ」を公表し、３つのステップを設定した。

「モニタリング指標」の運用方針としては、

感染（疫学的）状況：①新規陽性者数、②新規陽性者における接触歴等不明率、
③週単位の陽性者増加比

医療提供体制：④重症患者数、⑤入院患者数

モニタリング（監視体制）：　⑥ＰＣＲ検査の陽性率、⑦受診相談窓口における相談件数の7つを指標としており、①から③については、目安となる数値が示されていた。

これに基づき、5月26日にステップ1、6月1日にステップ2、6月12日にステップ3として段階的な解除を行い、モニタリングレポートを終了した。

この過程において、1項目以上の「感染（疫学的）状況」の指標の数値が緩和の目安を超え、その他の指標も勘案して警戒すべき状況と判断される場合には、「東京アラート」を発動し、都民に警戒を呼びかけることとし、6月2日に「東京アラート」を発動してレインボーブリッジや都庁が一時期赤く染まった。

6月19日には、解除が決定し、これらのライトアップも終了となった。

「モニタリング指標」から「モニタリング会議」へ

その後、経緯は定かでないが、感染状況は数値だけでは評価できないとして、数値の目安を基準としたモニタリング指標は廃止された。

代わりに、

感染状況：①新規陽性者数、②＃７１１９における発熱等相談件数、③新規陽性者における接触歴等不明者数・増加比

医療提供体制：④検査の陽性率（ＰＣＲ・抗原）、⑤救急医療の東京ルールの適用件数、⑥入院患者数、⑦重症患者数

を分析項目として、事前の専門家意見交換会でコメントを作成しておき、知事出席の下で実施する「モニタリング会議」で報告するという形態へと変貌を遂げ、6月30日に試行、7月9日から公開で毎週開催することになった。

後を追うような形で、8月7日には国のステージ分類及びステージ判断の指標が定められたが、これにも同様に、次のような注意書きがある。

「『ステージ判断の指標』は、提言において、あくまで目安であり、これらの指標をもって機械的に判断するのではなく、政府や都道府県はこれらの指標を総合的に判断すべきとされていることに留意する」

つまり、非常に流動的なのである。

政治と感染症対策については最終章で述べたいと思うが、本当に科学的根拠に基づく対応なのか、「何か筋が通っていない」と感じるのが、現場の職員として一番やる気がそがれるところである。

その後、幹部や専門家の指示で、モニタリング会議のための資料やグラフはどんどん追加され、作業量が膨大となった。コメントを作成するための専門家との意見交換会も長時間におよび、毎週の開催準備で曜日ごとに締め切りのある作業も増え、担当職員たちは休む暇もなくなってしまった。そのため、最終的には、専属に作業する担当者を防疫担当から切り離さなければ立ち行かない状況となった。

今思えば、保健所も感染症対策課も、この時期が一番の職員の休ませ時であったにもかかわらず、ほとんど休ませることができなかったのが、後々つくづく残念である。

第2章

第2波

7月から11月まで

新規陽性者数：

最高値	8／1（土）…………	472人
最低値	9／23（水）…………	59人

７月　「夜の街」って何だ

特別な夏

再選された都知事の公約どおり、７月に感染症対策部が発足した。

組織改正、分掌《ぶんしょう》業務の整理、人事、引っ越し、片付け……。朝から晩までずっと都庁の中にいたので、２０２０年は「夏」の記憶がほとんどない。直射日光に当たり、汗をかいた記憶がないのである。確かに都知事の呼びかけどおり、「特別な夏」であった。

ＣＯＶＩＤ－19発生当初から、厚生労働省では、従来感染症対策を所管する「健康局　結核感染症課」とは別に切り離して、「新型コロナウイルス対策本部」が作られ、各省庁からの応援人員をもとにそれぞれ部長級もしくは課長級が班長となり、検査班、サーベイランス班、システム班、予防接種班など、分野別の対応班が作られていた。

一方、そこからの問い合わせを受ける東京都側については、従来の「福祉保健局 健康安全部 感染症対策課 防疫担当」しかなく、感染症対策課長（つまり私）がほぼ全ての班からの問い合わせの窓口になっていた。

結局、東京都の感染症対策部は、元の健康安全部から感染症対策課を切り離し、それを拡大する形で作られたため、そもそもの感染症対策にかかる役割分担は進まなかった。感染症対策課は防疫・情報管理課という名称になり、「ＣＯＶＩＤ－19に掛かる医療体制整備・検査体制整備・宿泊療養・防護具配備」を行う部門が事業推進課として切り離され、2課体制となった。

そして防疫・情報管理課の中で、防疫担当からこの時点で分離されたのは「情報管理担当（マスコミ・プレス担当）」「保健所支援担当（自宅療養含む）」「モニタリング会議担当」だけであった。

どれくらい疲れていたかというと……

日々蓄積していく疲労で、だんだんと、混み合ったエレベーターに乗ることも精神的に負担となってきたため、朝の登庁時は各階止まりのエレベーターではなく、高層階用エレベーターで32階に直行し、非常階段を使って30階の感染症対策部に降りる、という生活を送っていた。

いつもどおり階段を下りて女子ロッカー室に向かったところ、ロッカーの位置がいつの間にか変更になっていた。短期間でずいぶん違うレイアウトになったものだ、何の連絡もなかったのに、と思いながら、自分のロッカーの目印にしているマグネットを探すものの、見つからず、処理されてしまったのかと焦る。ロッカー室の中まで引っ越しするという話は、いつ決まったのだろうか。しかも一晩で?? ひとまずロッカー室から外に出てみると、事務室のレイアウトも違うではないか！

最近映画で流行りのタイムリープでもしてしまったかと呆然としたが、改めて周囲を確認すると、そこは31階の生活福祉課であった。32階から階段を2階分下りるところを、1階分しか下りていなかったわけである。

早朝でロッカー室の中に誰もおらず、不審者と思われなかったことが、不幸中の幸いであった。

「抗体」「抗原」「ＰＣＲ」

この頃、「抗原定性検査（いわゆる抗原検査キット）」に次いで、「抗体検査」が開発され、献血検体や医療機関の外来での無作為抽出などで、測定が行われた。

簡単にいうと、抗体検査は「過去の感染の状況」について検査するものであり、「現在の感染状況」を示すものではない。ＣＯＶＩＤ－19は以前から中国に存在していた、とか、すでに世界で流行していた、とか、以前からアジアには類似のコロナウイルスの感染が継続していたので欧米諸国に比べ死亡率が低かったのだ、といった説を唱える人もいて、非常に混乱した学説が飛び交っていた。

そのため、すでに感染して抗体を持っている人がどれくらいいるかを調べることは重要であり、また、併せて、罹患後、抗体がどれくらい維持されるのかといったことにも注目が集まっていた。

調査の結果、都民の中和抗体の値は非常に低かった。また、国の実施した献血者の血液を用いた検査結果でも、抗体保有率は非常に低く、既感染者は非常に少ないことが分かった。このような様々なエビデンスの積み重ねから、ＣＯＶＩＤ－19は以前から流行していたわけではなく、新興感染症であるということが証明された。

ちなみに抗体検査が可能になった当初は、高齢者施設などへの入所スクリーニングに抗体検査が用いられるといった混乱も発生していた。抗体、抗原、ＰＣＲの３つの検査については、それぞれの特徴を踏まえた上で、適切に利用されることが望ましい。

コロナパラノイア

じつは私も、自分は既感染者なのではないかと疑っていた時期もあった。

というのは、２０１９年の平和な夏休みに、家族でプールやテニスコート、野外遊具などが揃ったいわゆるファミリー向けホテルへ泊まりに行ったのだが、その際には中国など近隣諸国からのツアー客も多く宿泊していた。もちろん食事はバイキング形式で密であり、プールなどの施設も更衣室は狭く、換気も悪かった。

帰ってきてから体調不良が続き、咳がなかなか止まらなかった。とにかくだるくて仕方ないので、週末は寝て過ごすような状態が、結局年末までしつこく残ったのである。

とはいえ家族はなんともなかったし、頻繁に会う友人や同僚にも同様の症状を発症する人はいなかった。本当にＣＯＶＩＤ－19だったら、それでは済まなかったであろう。

大波のように……若年層から高齢者へ

新規陽性者数は、5月23日の2名を最低値とした後、免疫を持たない人々の間で再び感染は拡大し、7月2日には緊急事態宣言解除後、初めて新規陽性者数が１００人を超えた。

今回は、新宿区歌舞伎町付近の接待を伴う飲食店従業員を中心とした若年層から感染が拡大し、次第に医療機関や高齢者施設などに広がった。

第2波の震源地となった新宿区の特徴は、繁華街など商業施設、医療機関、学校、高齢者・障害者施設など、何もかもが揃っているところである。

第2波は若年層から始まったが、感染が拡大し、長引くに連れ、だんだんと陽性者の年齢層が高くなっていった。いくら核家族化や世代分離が進んでいるとはいえ、若年層と高齢層が全く交わらないと言いきれるほど日本社会は分断されているわけではない。経済的な事情なども含め、大家族や多世代同居家族は都市部でもたくさんあるし、シェアハウスや家族型賄《まかな》い付きの社宅など、新しい居住実態もある。若年層は高齢層の医療や介護を支えているし、高齢層は保育園の送迎、預かりなど、働き盛り世代の子育てを支えている。

また、派遣労働や日雇い労働、会計年度任用職員など、雇用形態も単発複数のダブル・トリプルワークが可能・推奨される状況から、昼の業態と夜の業態の間を人間が行き来するのに便乗して、感染症も拡大していく。第２波後半にはこうして若年層から高齢層へ感染が拡大し、病院や施設でのクラスターが再び頻発するようになった。

都や国の職員が新宿の花園神社の裏にある新宿区保健所に行き、どのような支援を希望するか、都や国からは何ができるかなど、長時間話し合うこととなった。

保健所支援の展開

新宿区では、歌舞伎町商店街振興組合、歌舞伎町タウン・マネージメント、新宿社交料理飲食業連合会、日本水商売協会など、地元商店街や飲食店事業者をメンバーに加えた「繁華街新型コロナ対策連絡会」が設置され、繁華街での感染拡大防止対策や感染者数の推移などについて、情報共有を行うとともに、意見交換を行うこととなった。

新宿区保健所から都への最初の依頼は、このような場において、接待を伴う飲食店などの経営者・従業員に向けた普及啓発を行いたいが、保健師を派遣する手間がかからないよう映像媒体などでの教材を作ってもらえないか、というものであった。

どのような内容の映像であれば、誰もに飽きずに見てもらえるだろうか。

さっそく職員全員で頭をひねり、各自で情報収集しながら持ち寄った案を検討した結果、私が提案した、日本科学未来館が子供向けにニコニコ生放送で配信していた「わかんないよね新型コロナ」の短編・対談形式を参考にする、という案が通った。そこで、業界に推薦してもらったホストやキャバ嬢を起用し、彼らの素朴な疑問に感染症科医師が答える、といった、対談形式・一本10分程度のシリーズものとして作成することになった。完成した「ＣＯＶＩＤ－19感染拡大防止普及啓発動画」は、まだホームページに掲載されているので、時間があったらご覧いただきたい（387頁参照）。

　また新宿区では、第1波における区内感染者の増加を受け、国立国際医療研究センター（以下：ＮＣＧＭ）・新宿区医師会と協定を結び、4月27日からＮＣＧＭの駐車場に、テントによる「新宿区新型コロナウイルス検査スポット」を設置、ＰＣＲ検査を実施してきた。ＮＣＧＭで活躍する先生方の宣伝効果も伴い、「ＮＣＧＭに行けばすぐに検査ができる」といった噂が広まり、関東近県からも検査希望者が殺到した。このため非常に多い検査件数と高い陽性率の状態が続くこととなり、ＮＣＧＭの負担が大きくなった。そこで新宿区は、対象者を区在住・在勤者に限定し、検査スポットを区内の別施設へ移設することとなり、都は場所と人手を支援することになった。

　その後も陽性者は増える一方で、疫学調査によって精緻《せいち》に関係を追い、クラスターをあぶり出すというレベルの問題ではなくなってきた。海外では１００人規模のトレーサーを雇い、調査が成功しているという話を聞きつけてきた幹部が、都でも「トレーサー班」を作り、新宿区保健所が切り出すことのできる調査業務を分担してはどうかと、トレーサーを募集することとなった。合わせて都は「保健所支援拠点」を健安研内に設置し、トレーサー班を配置して保健所の支援を開始することとした。

当初は警察ＯＢを使うとか、生活衛生課の衛生監視を使うなど、玄人活用の案が闊歩《かっぽ》したが、一転、素人であっても一定の訓練を受ければ、統一的な調査を行うことができるという考えのもとに、この体制が構築されたのである。その後、感染は新宿以外にも拡大し、第２波となって都内を覆うこととなり、トレーサー班は多摩地域の保健所へも派遣されるようになっていった。

知事の発言としての「夜の街」

そもそも「夜の街」とは何を示しているのかといえば、２０２０年3月30日、知事が記者会見冒頭で、「感染経路が不明な症例のうち、夜間から早朝にかけ営業しているバー、そしてナイトクラブ、酒場など、接客を伴う飲食業の場で感染したと疑われる事例が多発している、そのことが明らかになったと（専門家から）報告があった」と述べたことに端を発している。

ちなみに「３つの密＝換気の悪い密閉空間、多くの人が密集する場所、近距離での密接した会話」といういわゆる「３密」が初めて登場したのもこの日の会見である。

この「夜の街」での感染拡大とは、その日にちが示すように、第１波が輸入感染から国内感染として拡大していく最中に見られた現象である。

第２波では、くすぶっていた感染が、今度は高級クラブではなく、ホストクラブ、キャバクラ、ガールズバーといった、より庶民的な夜の街に拡大し、新宿というなんでもある活発な街全体に拡大したのだった。

そうこうするうちに、８月24日に、国の新型コロナウイルス感染症対策分科会「大都市の歓楽街に対する迅速な感染拡大防止と中長期的な感染防止を目的とした提言」で、大都市の歓楽街（接待を伴う飲食店のある地域）での感染拡大が確認された際に、周辺地域または全国へ拡大させないための早期介入の重要性などが指摘され、９月15日には国の新型インフルエンザ等対策有識者会議で「大都市の歓楽街における感染拡大防止対策ワーキンググループ」が設置され、都のみならず、大阪など全国の歓楽街も含め、検証や提言も行われるようになったのである。

「攻めの検査」の始まり

これらの議論の中で、第２波の収束に向けて「感染が拡大していると思われる地域については、一気に検査してしまえばいいのではないか」という考えがまとめられ、７月15日には、「地域の流行状況に応じた幅広い検査も行政検査とする」というＱ＆Ａが国通知として出された。

つまり、特定の地域や集団、組織などにおいて、

・関連性が明らかでない患者が少なくとも複数発生しているなど、検査前確率が高いと考えられ、かつ、
・濃厚接触を生じやすいなど、クラスター連鎖が生じやすいと考えられる状況にある

と認められる場合における、当該地域や集団、組織などに属する者については、「当該感染症にかかっていると疑うに足りる正当な理由のある者」として、行政検査を実施してよい、

ということになったのである。

「怪しければ街全体を一斉に検査」というのは、ある意味、頭を使わなくて済む検査であり、この概念は「疫学調査に基づき、検査前確率が高いものを対象者として絞り込んだ検査」の対局にある。これが第3波以降の「モニタリング検査」や「スクリーニング検査」という発想につながっていくのであった。

8月　COCOAなんて大嫌い

システムに対する不信感

そもそも保健所の弱点は「ＩＣＴ」である。組織内で完結した独自システムはあるが、クラウドの利用など、外部にもオープンなインターネット環境を主としたシステムへの対応には非常に弱い。そういった意味においては、個人情報を多く持っている、学校や医療機関も同じ状況かもしれない。

また、プライベートではよくある二段階認証についても、対応する際に必要となってくる「業務用」のスマートフォンやタブレットなどがなく、固定電話での対応になってしまう。

このような背景もあり、そもそもクラウド形式で設計されたＨＥＲ－ＳＹＳが、行政組織の環境に馴染むのには時間がかかった。

　加えてHER－SYS自体のシステムの不安定さで、稼働速度が遅くなったり、突然全面停止したり、アクセスできなくなったり、仕様が変わったり、入力した情報を見ることができなくなったりと、様々なトラブルがあり、その都度保健所の担当者たちは辟易《へきえき》し、HER－SYSへの信用を失いつつあった。

　その次の攻撃が、「新型コロナウイルス接触確認アプリ（COVID-19 Contact-Confirming Application：COCOA《ココア》）」であった。

3つのシステム

　6月に東京都・特別区保健予防課長会に厚労省の担当者を招いて、HER－SYSの説明会を開催した際、国はHER－SYSと合わせて3つのシステムの導入を検討していると言っていた。残りの2つが「新型コロナウイルス感染症医療機関等情報支援システム（Gathering Medical Information System on COVID-19：G－MIS）」、そしてCOCOAだったのである。

　ちなみにG－MISは、全国のCOVID－19診療に関わる医療機関（後の診療・検査医療機関など）を対象として、スタッフ数や病床の状況を含む稼働状況や、人工呼吸器などの医療機器の確保状況、ＰＰＥの過不足を把握するためのシステムである。

ＣＯＣＯＡはお互いが分からないようプライバシーを確保しつつ、ＣＯＶＩＤ－19陽性者と接触した可能性を通知するアプリだということで、当初はＨＥＲ－ＳＹＳと連動させる構想がある、という話もなかった。また、有効活用するためには、スマートフォンの近接通信機能（Bluetooth）を常にＯＮにしておく必要があるとのことで、電力消費を気にして使わない人もいるのではと思ったものである。

「濃厚接触」か、ただの接触か

ＣＯＣＯＡは6月19日にリリースされ、7月3日から突如稼働することとなった。

これに伴い発生した一番の問題は、通知された「接触」に係る検査の取り扱いである。

「ＣＯＣＯＡ利用者のうち、ＣＯＶＩＤ－19陽性者と接触した可能性があると通知を受けた者は、行政検査の対象者となるのか」

この質問に対し、国のＱ＆Ａには以下のように書かれている。

> ＣＯＣＯＡの利用者のうち、新型コロナウイルス感染症の陽性者と接触した可能性があると通知を受けた者に検査を行う場合は、「当該感染症の疑似症患者」又は「当該感染症にかかっていると疑うに足りる正当な理由のある者」として、行政検査の対象者とし、当該検査費用の負担を本人に求めないものとしております。
>
> なお、疑似症患者又は無症状の濃厚接触者に当たると保健所長が判断した者を除き、ＣＯＣＯＡで通知を受けた者に対する行政検査は、濃厚接触者に対する検査とは別のものとして行うものであり、検査対象者は濃厚接触者として取り扱うことはしないこと（14日間の健康観察の対象とはしない）としております。

なぜ人々が「行政検査」にこだわるのかというと、検査費用が無料になるからである。加えて、なぜ「濃厚接触者かどうか」にこだわるのかといえば、濃厚接触者の場合、検査結果が陰性であったとしても、最終接触から14日間の自宅待機・外出自粛と健康観察が課せられるからである。さらに濃厚接触者は、症状が出た場合にはすぐ医療機関を受診すること、受診時の移動手段は公共交通機関を利用しない、ということになっている。

また濃厚接触者とされ、加えて陽性者が同居していて自宅療養になると、その陽性者の自宅療養が解除となる10日目以降から14日間となることから、計24日間自宅待機になってしまうので、１カ月近く職場に復帰できなくなる。

ＣＯＣＯＡについては、このような状況を回避するため、国は「健康観察期間のない行政検査」という概念を誕生させた。そしてこれは、その後始まるモニタリング検査やスクリーニング検査においても、同様の考え方となっていった。

一斉に届いた通知と、検査希望の殺到

ＰＣＲ検査については、自己採取による唾液検体での検査が可能になったり、検体から遺伝子抽出を行う過程の試薬の改良などにより全自動化が進んだりしたことで、結果が出るまでの時間も短くなったが、まだまだ検査のキャパシティは伸び悩んでいた。

また第２波の末期であった8月下旬は、医療機関や高齢者施設での集団感染が問題となっており、疫学調査に基づく検査の件数が多い状況が続き、各保健所の検査対応体制はかなりひっ迫していた。

このような状況においてＣＯＣＯＡが突然稼働し、これに伴ってＣＯＣＯＡユーザーに様々な通知が一斉に届くようになった。そしてインストールしていた人のほとんどは、どの

通知も「接触通知」だと思い込み、保健所へＣＯＣＯＡユーザーの行政検査希望者が殺到し、大混乱に陥ることとなった。

そもそも率先してＣＯＣＯＡをインストールするような人は、普段から感染予防にも人一倍気を使っている人々であり、どんな通知が来ても心配なのである。次々とかかってくる電話に対し、保健所はアプリに表示されているという画面を直接確認したり、説明したりする余裕もないことから、言われるがままに検査の対応を進めせざるを得ない。そして実際のところ、検査の陽性率は極めて低い状態であった。

乱立する類似システム

この頃、都も国に対抗して、ＣＯＶＩＤ－19陽性者が発生した時に、同じ施設の利用者と濃厚接触の可能性があるなど、感染したリスクが高い状況が疑われる場合、対象者にＬＩＮＥメッセージで知らせる「ＬＩＮＥコロナお知らせシステム」、都立公園や美術館などの都有施設で陽性者が発生した場合に知らせる「東京版新型コロナ見守りサービス」など、様々な通知システムを導入した。しかしこれらが保健所の疫学調査を補完するような役割を果たしているとは言い難い。

ＣＯＶＩＤ－19の感染拡大は、店舗という場所であっても、店舗内全体ではなく、馴染みの常連客や知人・友人間で起きている場合がほとんどであり、店の中で不特定多数に感染が生じたと判断できる事例はほとんどないのが実情である。

また、公園や美術館という場ではなく、そこでやっているイベントの内容や形態が問題なのであって、「何日何時に○○公園を訪問したこと」が感染リスクと直結するのかどうかは難しい。むしろ、陽性者が確認された場合には、たとえばイベントのチケット購入者に知らせるなどと特定化・限定化した方が、効率的で有効である。

保健所による積極的疫学調査以外の方法で、人々の行動を明らかにし、感染拡大抑制につなげることは、できるだろうか。多くの人は、中国や台湾のようにスマホのＧＰＳ機能を使えばいいというが、これはいわゆる監視カメラ（Closed Circuit Television：ＣＣＴＶ）を犯罪捜査にどこまで用いるのかといった倫理問題に近い気がする。結局のところ、日本においては、個人の行動を感染予防のために監視するという社会の実現が難しいであろうし、それで本当に感染が収まるとも思えない。

マイナンバーの普及が進まないことなども含め、日本人はそもそも『鉄腕アトム』に描かれた未来のような、ロボットやＡＩなどによるシステム管理社会に対してアレルギーが根本にある。それに加えて、どういったマネジメントでシステム導入を統一・徹底していくかという方針を打ち出す力も欠けているのかもしれない。

その後のCOCOAの検証でも、ユーザーに届いていたのは、ほとんどが誤作動もしくは単なるアプリ起動の通知で、本物の接触通知は極めて少なかったことが判明した。そして国のシステム開発多重請負構造などに起因するCOCOAの不具合が知れ渡るにつれ、陽性者自身が周囲への通知を希望する割合も低下した。

個人的には、映画館に行くたびに、毎回毎回COCOAの政府広告が流れるのが、不愉快で仕方ない。

9月

インフルエンザとの同時流行を踏まえた対応

インフルエンザシーズンの到来

１９９９年9月より、国は感染症法に基づき、季節性インフルエンザの流行時期に合わせ、毎年、第36週（8月末~9月初旬）から翌年の第35週までの1年間をインフルエンザシーズンとして、サーベイランスを行っている。

これに基づき、全国約５０００カ所のインフルエンザ定点医療機関（小児科：約３０００、内科：約２０００）が週ごとに、インフルエンザと診断した症例の年齢群及び性別で集計した集計表を地方自治体に報告している。

２０２０年も例年どおり、インフルエンザのサーベイランスがスタートしたが、都内ではほとんど感染者は見られない状況が続いていた。

その最中、9月4日に、「次のインフルエンザ流行に備えた体制整備について」という通知が出された。その内容は、同時流行に備えて、発熱相談センター、診療・検査医療機関の整備をするように、というもので、令和2年度インフルエンザ流行期における「発熱外来診療体制確保支援補助金」「発熱患者の電話相談体制整備事業」の概要も示されていた。

その後設定された厚労省と全国自治体とのウェブ会議では、全体像が示され、活発な質疑が行われた。

インフルエンザと新型コロナの違い

インフルエンザと新型コロナが同じなのは、病原体がウイルスであること、主たる感染経路が飛沫感染であることだろう。一方、その違いについてはどうだろうか。

インフルエンザウイルスは、

・治療薬がある（効果が確立している抗ウイルス薬がある：タミフル、リレンザ、イナビルなど）。

・ワクチンがある（各自治体が小児を中心に独自補助を行っており、高齢者では定期接種化されている。ワクチンは国内生産され、市場の流通ルートにより安定供給されている）。
・自然界では家禽類《かきんるい》の腸管内に存在、渡り鳥によって北から南へ運ばれることなど、自然界での循環がある程度分かっている。
・重症例はウイルス血症によりウイルス性の脳症や肺炎を起こす。重症例は小児と高齢者に多い。

コロナウイルスは、
・一定の割合で重症化する層がおり、致死率も高い。
・治療薬が少ない（レムデシビル、バリシチニブ、中和抗体薬〔抗体カクテル療法〕については承認済、イベルメクチン〈ストロメクトール〉やファビピラビル〈アビガン〉については適応外使用）。
・流行要因がはっきりしていない（気候・季節の影響が明らかでない）。

・自然界での感染環がはっきりしていない（宿主がはっきりせず、発生の予測が難しい）。
・変異のメカニズムや影響が分かっていない。
・専門家がいない、専門機関が確立していない。
・臨床経過が長い、潜伏期間が長い。
・無症状から急激に悪化するなど、症状が時間経過とともに大きく変化することがある
・無症状者からの感染が比較的多いことから、症状のある人もない人もマスクをすることが重要である（これはインフルエンザでは細かく調べていないので分からないだけかもしれない）。
・症状が多彩で臨床診断が難しいことから、検査診断に頼らざるを得ない。
・嗅覚・味覚障害の頻度が高い。呼吸器症状だけでなく、激しい下痢や嘔吐といった、消化器症状が強く出現する症例もある。不安や抑うつの頻度も高い。
・全身の血管内皮細胞などで強い炎症反応が引き起こされることで、血栓症が起きうる。
・脱毛、頑固な咳、精神症状といった様々な後遺症が、年齢を問わず高頻度で出現する。

加えていうのであれば、開発された有効なワクチン（ｍＲＮＡワクチン）の取り扱いが難

しい、副反応が強いといったことも挙げられよう。

これらの多彩な臨床的特徴を踏まえると、発熱と呼吸器症状で捉えるインフルエンザ様疾患サーベイランスには向いていないし、今のところ検査以外の方法で地域の流行状況を補足するのは難しいのではないかと思う。

ここで、「新型コロナウイルス感染症（ＣＯＶＩＤ－19）診療の手引き　５・３版」に基づき、ＣＯＶＩＤ－19の臨床経過を簡単にまとめておくと、

・潜伏期間は14日間、暴露後２、３日、少なくとも６日までの発症が多い。
・約80％強の患者は、風邪症状などの軽症のまま経過し、治ってしまう。無症状で終わってしまう人もいる。
・15〜20％の症例で、肺炎症状が増悪し、入院が必要となる。これらの増悪は、発症後７〜10日目に咳症状などを伴って現れることが多い。
・このように肺炎症状が悪化する者のうち、約５％ぐらいの割合で非常に悪化し、呼吸不全に陥る症例があり、人工呼吸器やＥＣＭＯが必要になる。死亡例は年齢層にもよるが、これらの２〜３％程度である。

全容がなかなか解明しきれないＳＡＲＳ－ＣｏＶ－２ウイルスとの戦いがこれほどまでに難航し、社会的な影響を及ぼすとは予想していなかったし、この先の見通しも分からない。

とはいえ、１９１８年から１９１９年のスペイン風邪大流行当時は、ウイルスが原因だということも含め、今回のＣＯＶＩＤ－19以上にわかっていないことが多かったわけであり、当時の公衆衛生行政担当者や研究者たちも、我々と同じように悩み苦しんだのであろうか。

「ワクチン争奪戦」前奏曲

同時流行が予想されるのであれば、新型コロナウイルスワクチンよりも先に打てるインフルエンザワクチンを打ってしまえばいいのではないか。９月４日の国通知以降、都は急に、インフルエンザワクチンの接種率向上に向け、高齢者インフルエンザ定期予防接種（Ｂ類）の自己負担分を補助して無料にする事業を立ち上げることになった。

これを聞いて、すでに予診票の発行準備を終了していた保健所や自治体の予防接種担当者は真っ青になった。部長会や課長会での説明会でも質疑が絶えず、各自治体は新たな補正予算を組む必要から議会報告もしなければならず、ドタバタなスケジュールの中、どうにか10

月1日からインフルエンザの予防接種が開始されたのである。開始早々に各自治体で多くの高齢者が接種に押し寄せ、例年の総接種数が10月の1カ月間だけで達成されてしまった。このため一時期は、例年打っている子どもが打てないといった保護者からの苦情が各自治体や議員経由で都へ寄せられた。

このような事態は事業開始前から想定されていたため、ワクチン供給量は十分確保されていること、例年接種をしている医療機関へは優先的にワクチンが配布されること、そうでない医療機関に対しても、今年度は要求に応じて必ず配給することなどを、苦情の都度、仕組みから丁寧に説明し、各医療機関からの必要数を取りまとめて請求してもらうよう調整した。

実態としては、苦情の多かった自治体では、10月の接種ラッシュで疲弊した医療機関が予約受付を終了してしまったり、どうせ請求してもワクチンは来ないだろうと申請しなかったりしたようである。年度末の最終実績を見ても、インフルエンザワクチンは不足していなかったのである。

「接種率向上」の次のターゲットとなったのは、同じくB類定期予防接種である高齢者肺炎球菌ワクチンである。こちらは細菌感染症であり、今のところ定期予防接種としては一生に1回で、65歳で接種することとなっている。経過措置として現在、5歳刻みで接種の機会がある。都はこの予防接種の自己負担分の一部補助を2021年4月から開始することとした。

とはいえ実際のところ、この事業の開始前の段階において、五類の全数把握対象疾患である侵襲性肺炎球菌感染症は、都内の2020年の報告数が163件と、2019年の382件の約半数までに激減していた。COVID－19予防のためマスクや手洗いが徹底されたことに加え、高齢者施設の面会制限などで、孫と触れ合う機会が激減するなどにより、肺炎球菌も、子どもと高齢者の間を循環しなくなったからではないだろうか。

流行しなかったインフルエンザ

海外からの持ち込みがなかったからか、マスク・手洗いが功を奏したのか、実際のところ、2020年に季節性インフルエンザは流行しなかった。毎年沖縄などで見られる夏の小流行も生じなかった。

個人的に、インフルエンザに毎年かかる人と、生まれてこの方一度もかかったことのない人がいるということが、以前からとても不思議で、インフルエンザウイルスに対するレセプター遺伝子の違いがあるのだろうか、などと真剣に考えていたものである。結局、感染しやすい人としにくい人の差は、医学的・遺伝的要因よりも、いかに他人の唾液を浴びていたかの程度だったということになる。たしかに職員を観察していても、ひきこもり系の独身男性や、潔癖症で手洗いマスクを欠かさない女性は罹患率が著しく低かったし、反対に、家庭内に未就学児のいる人は必ずといっていいほど毎年感染していた。

自分の経験からしても、子どもによる家庭感染以外に、明らかに人からうつされたなと身に覚えのあるインフルエンザ感染は2回ある。

1回は英国留学中のこと。学期末で授業がなくなり、自己学習のためほとんど外出していなかった時期に、たまたまある日本人学生の友人が、豚バラブロックを手に入れたので角煮パーティーをしようということになり、学部や国籍の入り乱れた10名前後が寮のダイニングに集まった。友人はコカコーラで肉を煮ると柔らかく美味しくなるというのを試して振る舞いたかったのである。

数日後、この友人から体温計を貸してほしい、という連絡があり、その数日後、私自身も強烈な高熱を出し、インフルエンザを発症した。思えばパーティー当日、友人は風邪気味だといってくしゃみを繰り返していたし、時々正面に座っていた私は明らかに暴露を受けたと思われる。私は当時ひきこもり系であったが、友人は英語が堪能で活動的なキャラだったし、スタジアムにサッカーの試合を観に行ったついでに豚バラを買ってきたと話していたので、そのような社会活動の中で感染してきたのであろう。

もう1回は、「咳エチケット」という概念もまだなかった十数年前の係長級の公衆衛生医師の忘年会でのことだ。たまたま目の前に座った他区の医師が、咳やくしゃみをしながら飲み食いして、大声で話していた。2日後の12月28日、保健所で仕事納めの準備中に、悪寒がして気持ち悪くなり、早退して近医を受診したところ、インフルエンザと診断された。その年の年末年始は正に寝正月であった。やはりパーティーや宴会は、飛沫感染を起こす感染症のハイリスク要因である。

これまで日本でインフルエンザが毎年流行していた背景には、海外からのウイルスの持ち込みと、他人の飛沫を浴びながらの生活という実態があったのだろう。

しかし、インフルエンザが鳴りを潜めた一方で、ＧｏＴｏトラベルやＧｏＴｏイートなどの施策が次々打ち出され、国内の人の移動や社会経済活動は活性化するばかりで、止まることはなかった。そうしてＣＯＶＩＤ－19の陽性者は再び増え続けていくことになるのであった。

10月

住民接種、本当にやるんですか？

前人未到のワクチン

第２波は８月１日の４７２人を最高値として徐々に減少したが、その後も感染状況は収まりきらず、１日の新規陽性者数が２００前後で推移する、いわゆる「高止まり」が続いた。この状況にもかかわらず、10月１日からは、ＧｏＴｏトラベル事業について、都内への旅行及び都民の旅行についても解禁となり、水際対策にかかる入国制限措置についても、全世界を対象に緩和された。

じわじわと確実に陽性者数が増加する中、だんだんと「新型コロナウイルスワクチン」の概要が姿を現し始めた。10月23日、初めて国から「新型コロナウイルスワクチン接種体制確保事業の実施について」という事務連絡が発出された。正式に、人類が初めて使うことになる「ｍＲＮＡワクチン」が、この世に登場したのである。

忘れられた技術

「住民接種」と聞いてまず思い浮かぶのは、公民館や体育館などに並んで実施される予防接種の風景であろう。こういった「集団接種」は、一朝一夕にできるものではない。会場の選定、医師や看護師を含む人員の確保、接種会場へのコールドチェーン（ワクチンの配送）の確認、実施の周知、当日の会場での表示・誘導、会場設営、体温測定、問診と予診票の確認、接種後の健康観察、副反応への相談対応など、それなりの技術や経験が必要である。

かつて集団接種は保健所の専売特許であり、ほとんどの定期予防接種を保健所や区民センターなどで集団接種していた。地域の医療機関の増加や一人接種用ワクチンバイアルの開発とともに、対象者の利便性も踏まえ、医療機関での個別接種が進んでいったが、最後まで保健所が主体で集団接種を実施していたのは、１バイアルで複数人接種となっていた経口ポリオワクチンとＢＣＧだった。

しかしポリオワクチンが生ワクチンから不活化ワクチンとなって４種混合に移行するとと

もに、ＢＣＧについても、個別接種ができるよう医師会などで研修が行われ、特別区において全ての定期予防接種が各医療機関での個別接種へと移行したのは２０１６年である。

検疫所などにおいて実施している渡航のための黄熱ワクチンも、当初１バイアルが５人分であったことから、予約制の集団接種を実施していたが、これについても１人用のものが薬事承認され、総合病院のトラベルクリニックなどでの個別接種も少しずつ行われるようになっている。

このように個別接種化への流れが進む中で、再び集団接種が注目されたのは、２００９年の新型インフルエンザＡ（Ｈ１Ｎ１）発生時のパンデミックワクチン接種が、１バイアル10人分で供給されたためだ。

新型インフルエンザ対策との違い

新型インフルエンザ等対策計画が立案される中に、「いつ、どの亜型のインフルエンザウイルスが発生しても対応できるよう、発生以前から、全粒子型（どの亜型が発生しても効くといわれる）のプレパンデミックワクチンを備蓄し、必要時に集団接種を行う」という考えがあった。

２００８年、強毒性鳥インフルエンザであるＨ５Ｎ１の人への効率的な感染が懸念される中、厚生労働省は課長級の室長をトップとした「新型インフルエンザ対策推進室」を結核感染症課本体とは別に設置した。地方自治体、民間、大学、医療機関等から集められた、私を含む室員たちは、行動計画とガイドラインの作成・改定を進めるとともに、専門家会議の事務局となっていた。そして２００９年の新型インフルエンザＡ（Ｈ１Ｎ１）発生時には、結核感染症課とは別に対策本部を講堂に設置し、それぞれの班長も結核感染症課以外の管理職が充てられ、インフル室員も班ごとに分散配置されるとともに、その他の必要な係員は全局から集められた。

その後、特措法の成立に伴い、内閣官房の所管となった「新型インフルエンザ等対策政府行動計画」と「新型インフルエンザ等対策ガイドライン」（２０１３年６月26日、２０１８年６月21日一部改定）は、

1．サーベイランスに関するガイドライン
2．情報提供・共有（リスクコミュニケーション）に関するガイドライン
3．水際対策に関するガイドライン

4. まん延防止に関するガイドライン
5. 予防接種に関するガイドライン
6. 医療体制に関するガイドライン（検査体制含む）
7. 抗インフルエンザウイルス薬に関するガイドライン
8. 事業者・職場における新型インフルエンザ等対策ガイドライン（事業継続計画に関するガイドライン）
9. 個人、家庭及び地域における新型インフルエンザ等対策ガイドライン
10. 埋火葬の円滑な実施に関するガイドライン

の10本から成り立っていた。

この中で、2の「リスクコミュニケーション」や、8の「事業継続計画（Business Continuity Plan：BCP）」については、民間人材の活用により、先進的に取り組まれていた。また、前述のとおり、感染研ではメディアとの定期的な勉強会の開催なども行われており、メディアとの関係は良好であった。

一方で、4の「まん延防止」のように、起きてみないと分からない部分が多く、具体的な

対策がなかなか進まないガイドラインもあった。イベントの自粛や施設の使用制限の期間もインフルエンザの潜伏期間である2週間程度と想定されていたことから、これらに対する法に基づく補償規定なども整備されていなかった。

また9の「個人、家庭及び地域」について、ステイホームは流行の一時しのぎとして、やはり2週間程度といった想定であった。２００９年時点でテレワークはそれほど普及していなかったのである。また、家の中に10日分ぐらいの食料なら備蓄しておけるであろうとのことで、リストが作成され、掲載されていたが、自宅療養する陽性者へ食料を配布する事業を大規模に展開する、といった発想までには至っていなかった。

ちなみに10の「埋火葬」については、２００９年の新型インフルエンザ流行時には活用されることがなく終わったが、今回、高齢者層へＣＯＶＩＤ－19が拡大した際、ついに現実の問題となった。

死亡診断書等で、感染した状態で死亡したと判断されると、他の遺体よりも高い温度で焼く必要があり、そのような高温処理ができる火葬場が限られることから、火葬待ちの遺体が医療機関に置かれ続けるといった事態が生じたのである。

また、そもそも「帰国者・接触者外来」という名称は、6の「医療体制」の名残である。

今とは反対に、ガイドラインの素案を作成している段階では「発熱外来」という名称だったのだが、その名の印象から接触歴がなくても熱のある人が集まってしまうという懸念から、わざわざ「帰国者・接触者外来」という名称に変更したのであった。

そしてこの医療体制ガイドラインの担当者とは、発生早期は医療体制を守るために「ピークを遅らせること・ピークを低くするための公衆衛生対策」が重要であるが、まん延期以降については、公衆衛生の問題ではなく、医療体制の問題であるとよく議論していた。感染症対策において保健所ができるのは、発生早期のサーベイランスと感染拡大予防対策ぐらいであり、これに加えて政府の決断により、特措法に基づく休業要請のような、接触の機会を減らすための、社会への介入が不可欠である。

実際のところ、インフルエンザＡ（Ｈ１Ｎ１）は病原性が低く、抗ウイルス薬の早期投与の効果などもあり、医療体制がひっ迫する事態にはならなかった。

幻の「住民接種マニュアル」

当初私は7の「抗インフルエンザウイルス薬」のガイドラインを担当していたが、その後5の「予防接種」も担当するようになり、対策本部発足後はワクチン班に所属していた。5

の「予防接種」は、社会機能維持者に対する特定接種や、住民接種を実施するにあたっての概要を記載したものである。実際の「住民接種マニュアル」は、各自治体が、その実情に合わせて定められるものとされていたので、作成状況や内容に差があった。

都内の多くの保健所が作成していた案は、接種率１００％を目指したものではなかった。その背景としては、人口の多い都心部において、都民全員に打つのは不可能に近く、現実的に、２００９年の経験のように、打ちたい人が打つことのできる体制を整えておけばいいと考えていたこともあった。

これは９月の部分でも述べたように、当時発生した新型インフルエンザが重症化する割合も致死率も低いものであったこと、有効な治療薬があったことに加え、インフルエンザワクチンの重症化予防効果や感染予防効果があまり高く評価されていなかったということもある。２０１８年に厚生労働省の主催するワークショップに出席した時、他県は本気で接種率１００％を目指しているのを知り、びっくりしたものである。

そのようなわけで、コロナ発生など想定していなかった状況において、２０２０年度には、都の感染症対策課・事業推進担当で住民接種マニュアルのひな形を示し、都内全自治体での「新型インフルエンザ対策住民接種マニュアル」策定を統一的に推進していく予定だった。

このような背景があったにもかかわらず、今回の新型コロナウイルスワクチンの住民接種については、mRNAワクチン特有の温度管理などといった要素が加わり、

・ワクチンの取り扱いや配送についても体制整備が必要であること
・接種対象の優先順位は、社会機能維持者ではなく、医療に関わる者を基準としたこと

などが大きく異なったこともあって、これまで各自治体が時間をかけてせっかく準備していた「住民接種マニュアル」が活用される状況にはならなかったのである。

果てしない物語──「まん延期になれば」の願いも空しく

「新型インフルエンザ等対策政府行動計画」及び1の「サーベイランス」ガイドラインにおいては、感染源不明（疫学調査においてリンクが追えなくなった＝どこから感染したのか分からない）の患者が多発する状況になった時点で「まん延期（「行動計画」上は地域感染期、もしくは国内感染期と表現）」として、全数把握を中止し、公衆衛生予防対策から医療提供体制を中心とした対策に切り替える、という内容になっている。

具体的には「国内患者数が数百例以上」と記載されており、「都道府県が対策の継続を困難または不合理と判断した場合を含む」とすら書かれている。つまりこれまで、リンクが追えず、数百例の発生を超えてなお、陽性者全てに調査を行い、それぞれに対して感染予防策を施しながら対応し続ける状況というのは想定されていなかったし、そのための体制も整備してこなかったのである。

果たして２００９年の新型インフルエンザＡ（Ｈ１Ｎ１）は、６月にＷＨＯがフェーズ６「Moderate」と宣言してまん延期となり、地域において全ての医療機関が診療する体制に移行、最終的には約２０００万人の罹患、約１万８０００人の入院、２０３人の死亡で終息した。全数把握を行っていたのは２００９年５月16日～７月24日までの数カ月間にすぎなかった。

保健所の職員は、２００９年のこの経験を基に、まん延期になればＣＯＶＩＤ－19も二類相当から五類定点疾患相当へ移行し、地獄のような１例１例の追跡は終わると信じて、最初の半年間、頑張ってきた。もはやいつまでたっても終わらない個別追跡ゲームに辟易している、という心境なのである。

ワクチン一大事業の始まり

そして今回の、100%に近い接種率を目指した本気の「新型コロナウイルスワクチン接種計画」は、どの対策も手詰まりで追い詰められた状況において大きな期待が寄せられる中、検討すべき内容もスケジュールも厳しく、保健所や防疫担当のみで対応できるようなものではなかった。

今回の危機は、今まさに目の前にあり、飛びついて噛みつかれそうな状態の虎であって、一休さんでも退治できる屏風の中の虎ではない。相手にするには人員も組織体制も多勢に無勢すぎ、相手が巨大すぎる。さすがに新しい担当部門を設置し、職員をかき集めた自治体が多く、企画課や総務課のような、保健所とは別の、首長の直轄部門などに置かれるところもあった。

当初、新型コロナウイルスワクチンも予防接種なのだから、都庁においても、防疫・情報管理課防疫担当の中にいる予防接種係の仕事とされたが、そもそも予防接種事業は市町村業務であることから、都には2名程度の職員しか配置されていない。

それではとても対応できないので、2021年1月以降、担当課長を配置し、防疫担当から予防接種担当を切り離すこととなったが、そのために増員された職員は課長級1名と数名の職員に過ぎなかった。

そして第3波の感染がなかなか抑制できず、政治も社会も「ゲームチェンジャーはワクチン接種しかない」というムードに拍車がかかり、連日の知事説明や議員対応の中、副反応コールセンターの設置、ディープフリーザーの配置を含むワクチン供給体制の構築、医療従事者などの優先接種に係る都医師会や市区町村との調整、当初都での準備は不要とされていた接種予約システムの構築や、自治体別の接種率把握の仕組み作りなど、ものすごい量の仕事が押し寄せ、あっという間に医療従事者の優先接種開始予定である2月を迎えることとなった。

管理職を含む複数の担当職員がメンタル不調を来し始め、その時になってやっと、定期接種とは全く別の事業として認識され、複数の部課長など管理職の増員を含む50人規模の応援職員が動員された。そしてその後も、職域接種や大規模接種の会場設置など、大事業として拡大し続けることとなるのであった。

11月　言葉が通じません……

中腰で耐え続けることの辛さ

10月からのＧｏＴｏトラベル対象地域の拡大や、ＧｏＴｏイートキャンペーン、水際対策の緩和、その他の社会的・政治的様々な要因もあり、11月以降、新規陽性者数は過去最多を更新する日が続くようになってきた。そして対策の決め手もないまま、保健所も防疫担当も、数の暴力に耐え続けるしかなかった。

そのような中、感染拡大後の陽性者は「未知との遭遇」ではなく、ＣＯＶＩＤ－19流行以前から保健所が対応してきた人々にだんだんと近づいてきた。

マイノリティー社会への感染拡大

二類感染症である結核は、近年減少傾向にあるものの、未だ罹患率が人口10万対10以下となっておらず、日本は「結核中まん延国」である。このため、結核対策は保健所の感染症対策の大きな柱の一つである。現在日本の結核患者の分布は二極化しており、70歳以上の日本人（加齢などに伴う免疫低下による再燃）か、20代前後の海外生まれの外国人（結核高まん延国からの入国者）となっている。

そのため外国人の場合、日本語学校生や寮生活の技能実習生、同国人同士でシェアハウスで暮らすアルバイト生などで、結核の集団感染が報告されている。

また、三類感染症であるチフスや赤痢などは、海外と日本を行き来する出稼ぎ労働者や移住者（いわゆるVisiting friends and relatives：ＶＦＲ）などが輸入感染事例としてよく報告される。

ＣＯＶＩＤ－19についても、このような状況の外国人での感染事例が増えてきた。日本人についていえば、国内感染が拡大するにつれ、小劇場での演劇やお笑い、ミニライブ、地下アイドルイベントなど、サブカルチャー社会への拡大といった、風しんによく似た現象も生じるようになってきた。

また、従来より保健所と関わりがある人々――具体的には精神保健担当がフォローしているケース、母子担当がフォローしているケース、子育て支援課が対応しているひとり親世帯、児童相談所が継続して関わっている世帯、生活保護世帯などにもＣＯＶＩＤ－19感染は拡大し、まさに行政機関の各担当部署の力も借りた総力戦となってきた。

多言語対応の変遷

第1波当初は、国が指定する流行地域が、中国武漢市から拡大していったため、中国語を想定した通訳を各区でも準備していた。そのうち各国に拡大するとともに、「やさしい日本語」、通称「やさにち」でのチラシやホームページ掲載が始まった。

その後、夏から秋にかけては、在留外国人によるお祭りやイベントに関連していると思われるＣＯＶＩＤ－19の感染拡大があった。特にインド、ミャンマー、ネパールなどのお祭りがあり、これがきっかけだったのかはよく分からないが、ネパール人学校でのクラスターが発生した。また、感染が拡大するにつれ、技能実習生が働いている工場や事業所にも感染が拡大し、インドネシア語やベトナム語といった通訳も必要になってきた。

これらの日本におけるマイナー言語については、通訳の確保が非常に難しい。そこで、もともと、都の生活文化局が実施していた、在日外国人に対する、コロナに関連した生活上の問題の多言語相談事業「東京都外国人新型コロナ生活相談センター（Tokyo Coronavirus Support Center for Foreign Residents：ＴＯＣＯＳ《トコス》）」の電話通訳サービスを、急遽保健所の疫学調査にも活用させてもらうこととなった。

ＴＯＣＯＳは２０２０年度いっぱいで民間委託され、それに際して医療的な要素のある通訳は行わないこととなったため、２０２１年度からは感染症対策部の事業として、ＣＯＶＩＤ－19以外の感染症に係る対応も可能な遠隔通訳サービス「保健所通訳支援窓口」を開設することとなった。現在、土日祝日を含む毎日対応可として、24時間体制で受付、11言語（英語、中国語、韓国語、ベトナム語、ネパール語、タガログ語、タイ語、ポルトガル語、スペイン語、フランス語、ミャンマー語）に対応している。

以前から感染症対策に係るマイナー言語対応体制の構築は保健所の悲願であったが、感染症対策課ではなかなか予算が付かなかった。そのようなわけで、ＣＯＶＩＤ－19のおかげで感染症対策における多言語対応は、対策が進んだといえる。

ちなみに内閣官房新型コロナウイルス感染症対策推進室からは、その後も「在留外国人のお祭り等における新型コロナウイルス感染症対策の徹底について」という事務連絡が適宜発出され、注意喚起が行われるようになった。その周知にあたり、「在留外国人が自国の伝統や風習等に基づきお祭り等を行うに当たり、言葉の壁等により、適切な感染防止策について取り組むことができないということがないよう、感染防止策について速やかな周知をお願いします」と注意書きがなされている。

とはいえ実情として、職員はどうしても相手の名前が明らかに外国人だと、連絡するのに怯んでしまうのが、いまだ現実である。無言の譲り合いで委託の看護師たちが対応しない場合、結局真面目な保健師が果敢に挑んでいくのだが、日本人の外国人苦手意識はなかなか克服されず、対応の敷居はなかなか低くならないものである。

困難ケースとは

保健所が手こずるのは外国人だけでない。いわゆる困難ケースは多種多様である。

3月のところで、保健所にとっての「未知の人々」の一部は、「平時から健康でお金も時間もあり、世界は法律ではなく、自分を中心に回っていると信じている人々」であると述べたが、それが示すように、困難事例の代表は、自分の都合がよいように対応を解釈し、実際そのように行動する人々である。

◇学習する人々

流行が長引く中、療養期間が「発症から10日間」となっていることは、一般の人々にもだんだんと浸透してきていた。

疫学調査をすると、「そういえば、もう少し前から咳があったような……」とか、「病院へ行く1週間前にもちょっと熱があったんですよね～」などといって、発症日を前倒しにし、少しでも早く療養期間を短くしようとチャレンジする人も出始めた。また反対に、保険や補償、手当の関係なのか、発症日を遅くし、少しでも療養期間を長くしようとする人々も現れた。

◇連絡のつかない人々

陽性となる若者には夜型が多く、保健所の通常勤務時間帯である平日の日中は、ほとんど電話がつながらず、「不在」フォルダは厚くなる一方である。夜に連絡がつけばよい方で、とにかくなかなか連絡がつかない。固定電話の番号には応答しないが、携帯電話の番号なら応答するという場合もあり、レンタルしたスマホから電話をするなど、あの手この手で試してみる。あえて電話に出ないのかは分からないが、性善説を信じて保健所はかけ続けるしかない。

また、一度連絡がついたきり、二度とつながらないこともよくある。訪問したり、ＳＭＳ（ショートメッセージサービス）を送ったり、そうこうするうち10日間が過ぎていく。

地方から家出してきたのか、住民票がなく、電話やＳＭＳに応答がないので居所として発生届時に本人が申告した場所を訪問するも不在、手紙を投函するも返事がなく、保健所からも医療機関からも全く連絡がつかずに終わってしまった十代の事例もあった。

◇自宅を離れたくない人々

また、第４波までは原則入院もしくは宿泊療養と、都の方針に従い保健所も強気で調整していたが、「枕が変わると眠れない」とか「自宅でないとテレワークができない」などと主張したり、特殊なペット（爬虫類や昆虫類など）や、訳ありの家族の存在を理由に、自宅療養を主張する人々もいた。

病院に行くとお化けが見えるので絶対に入院は嫌だ、見える人にしかこの怖さは分からない、と主張し続け、頑として動かず、ずるずると自宅にいるうちに病状が悪化し、どうにか受診させてＣＴを撮ったところ、肺が真っ白だったために救急車で入院させた、という事例もあった。その後、病院から脱走したという話も聞かなかったので、体調が悪い間はお化けが見えなかったのかもしれない。

◇ホテルにいられない人々　VS　ホテルにいたい人々

やっとのことで宿泊療養につなげたところで、ホテルの室内でじっとしていられない人々もいる。

ホテルにいるせいで体調が悪くなっていると言う。閉所恐怖症だと言う。何らかの理由をつけて外出したいと主張し始める。たとえば家の鍵をかけ忘れた（あるいはかけ忘れた気がする）、泥棒が入ったら保証してくれるのかと恫喝する。どうしても必要な物（それが何かは教えてくれない）があるので取りに帰りたい。仕事仲間にお金を渡したいので一時的に外出したい、ホテルの隣りにある銀行でお金を下ろしてくることはできないのかとやけに具体的な提案をしてくる、などなど。

次々と難問を宿泊療養運営スタッフに投げかけてくるので、保健所へどうにか説得してほしいとＳＯＳが入ることとなる。

反対に、ホテルにすぐに入りたいという人もいる。ネットゲーム対戦をしたいので、友人と一緒にホテルに入りたいという申し出や、カップルでゆっくりしたいので早く入りたいという希望もあったが、リゾートホテルではないので、ダブルではなく個室だという説明をしなければならない。ＳＮＳで玉石混淆の情報が流布しているのであろう。

ホテルに居着いてしまう人もいる。なんだかんだと症状悪化を訴え続けて宿泊療養期間を延長し続けるも、ホテル側が耐えきれなくなり、最後は警察を動員するといって退去させた事例など、これまでの困難事例と正反対の人も世の中にいるのは驚きであった。

宿泊施設がひっ迫した際、都は、感染対策上、一人なら誰にもうつさないので家にいればよい、と考えがちであるが、独居だからこそ急変時に頼る人がなく、心配なのでホテルに入りたいといった都会ならではのニーズも浮上してきたのである。

なお、宿泊療養にまつわるトラブルは、特定の保健所の陽性者に集中することがあり、4月に私が異動した保健所は、たまたまその一つであった。脱走しようとする人、毎日訴えが多く長時間スタッフを拘束する人、壁を叩いたり蹴飛ばしたりしてトラブルになる人など、様々な問題が続けて生じ、ホテル側で「またあそこの区の陽性者か……」としばらくブラックリストに載っていたようである。

食い物の恨みは怖い

その後の第5波における陽性者急増時には、入院が必要な者以外は自宅療養が原則となり、それに伴って困難事例も変化した。中でも多かったのは、健康観察のために電話したはずなのに、しょっぱなから「ごはん！　ごはん！　ごはん！」と叫び続けられた事例など、食料品配送にかかる苦情であった。

都は1月から、自宅療養者が外出せずに療養できるよう、希望者には7日分の食料品などを配布していたが、陽性者急増時には希望の聴取や配送までに遅れが生じ、期待して待っていた人々からの苦情が殺到した。

とはいえ、そこまでこだわるほど美味しいものが届くわけではなく、反対に、「レトルト食品やインスタント食品ばかりで体に悪い」「多量のわかめに辟易してトラウマになった」といった苦情もあった。ちなみに担当者としては海藻類は野菜不足を補うために入れており、サラダとしても使えるよう、バランスを考えた上での内容だとのことであったのだが。

自治体によっては、療養日数の残りが少ないなど、都の配布対象にならない人向けに別途食料を配布しているところや、都の配送品が届くまでの間のための食料を配布するなど、独自施策として手厚く対応している自治体もあった。

ペストが流行した時代、食糧の買い出しは感染を覚悟しての命がけだったことに比べ、今やアマゾンやネットスーパー、ウーバー・イーツが普及し、好きな食べ物がネットで注文できる安全・安心な世の中になったわけであるが、とにかく無料でもらえる物なら何でももらっておきたいというのが本音なのかもしれない。いずれにせよ、保健所職員は増え続ける療養者たちからの要望や苦情を丁寧に聞き続け、泣き笑いしながら対応していくしかない。

差別と偏見の物語

言葉が通じない理由は、言語の壁だけではなく、心や文化の壁もある。ＣＯＶＩＤ－19発生以降、陽性者に対する誹謗中傷は根深く続いている。

ＣＯＶＩＤ－19流行の早期には、陽性者、濃厚接触者、医療従事者と、その家族などに対する差別的な言動が発生した。

その後も、陽性者やクラスターの発生を公表した学校、事業所、保育所や介護施設などの関係者らへの差別的な言動の事例や、感染症の流行が拡大している地域の住民、そこからの帰省者や来訪者への差別的な言動の事例などが散見された。

死亡事例を公表すると、診断日や死亡日から地域で個人が特定される恐れが高く、葬式ができなくなるので、地域ごとでの公表は絶対にしないでほしいという要望も、都に寄せられていた。

7月6日に開催された政府の分科会での提案を受けて、同分科会の下に「偏見・差別とプライバシーに関するワーキンググループ」が開催され、COVID‐19に関わる偏見・差別などの実態や、それを踏まえた今後の取り組みなどについて、9月1日以降4回にわたり、ヒアリングや議論が行われ、とりまとめが公表されている。

一方で、とある地域では、いまだに陽性者が出るごとに全町放送し、ホームページに掲載している。そのせいで傷ついた人は多い。中には陽性であったことをなかったことにしたいと陰性確認を繰り返し、発生届の取り下げを要求してくる人もいる。

放送して知らしめることや、ホームページに細かく行動歴を掲載することが、本当に注意喚起になるのか。一度人権の立場に立って考えてみるといい。

心が通じないのは言葉のせいだけではない。

第3章

第3波

12月から2021年3月まで

（第2回緊急事態宣言：2021年1月8日〜3月21日）

新規陽性者数：12月以降

最高値	1／7（木）	2520人
最低値	3／8（月）	116人

12月

どうか課長を眠らせてあげてください……

時間外対応電話番号の登録先

8時30分から17時15分まできっちり働く保健所において、もともと時間外の連絡先は難題の一つである。そもそも感染症担当として平時から登録が必要な相手先は、厚生労働省検疫所、厚生労働省結核感染症課のとりまとめている全国自治体感染症担当者連絡名簿、そして「ひまわり」（後述）である。

それぞれの組織からの連絡が少なければ問題ないが、多い場合は、ほぼ毎晩電話で叩き起こされることとなる。夜間や休日に対応しても、管理職の場合、夜勤手当も時間外手当もない。また連絡件数は保健所によって著しく差があるので、なかなか対応を統一しようとか、改善しようといった動きにならないままであった。

そしてこれらの課題が解決されていない状況において、ＣＯＶＩＤ－19は発生し、その大流行はこれらの課題を一気に深刻化させたのである。

「診断後速やかに」問題

「東京都保健医療サービス（通称ひまわり）」とは、東京都独自の24時間対応システムで、他府県にはないことも、都の公衆衛生医師特有の悩みの種である。一般の方への医療案内や多言語対応サービスの他、精神保健や感染症、食中毒などに関する時間外の通報を受け付け、行政機関などへの取り次ぎを行っている。保健所が閉庁する17時15分から8時30分までの連絡は、この「ひまわり」を経由して、各保健所が登録している電話（第1順位から第5順位までを登録することが可能）につなげることとなっている。ひまわり自体の夜間当直職員は、東京消防庁のＯＢなどが雇用され、通常は2名体制で勤務している。

感染症法に規定されている「速やかな届出」の義務がある感染症は、一～四類感染症、新型インフルエンザ等感染症、新感染症、及び五類感染症のうち、麻しん、風しん、髄膜炎菌感染症である。

とはいえ、この「速やか」のレベルをどう考えるかが問題である。実際のところ、東京都以外の自治体では宿直職員などが対応し、保健所が翌日朝に受け付けている状況である。

そして感染症については、医学的な相談が含まれるかもしれないので医療職、責任がとれる立場の人の方が安心という意味で管理職、という2点がいいように解釈され、各所にほぼ１名しかいない課長級医師が優先順位１番で登録されている保健所がほとんどであった。

「ひまわり」がつながりません

ＣＯＶＩＤ－19陽性者の急増により、夜間帯の病院からの発生届連絡、他自治体からの調査・健康観察依頼などがひまわりに殺到した。

また病床や宿泊療養施設がひっ迫し、自宅待機者が急増するとともに、待機中に急変する人も増加し、救急要請された救急隊から保健所への連絡にもひまわりが使われる。

陽性者が増えるにつれて、診断された当日中に保健所から連絡が取れない人が増え、保健所から連絡が来ないと心配になった陽性者や濃厚接触者は、みな夜間に心配になり、保健所へ連絡を取りたいと発熱相談センターやひまわりに電話をする。

ひまわりの電話がつながらないと、つながるまで何度も電話をするので、さらに電話の回数が増え、さらに電話がつながらなくなる。この悪循環が止まらなくなってきた。

消防隊の本分

ひまわり電話問題をいち早く感染症対策部に強く訴えてきたのは、保健所よりも東京消防庁だった。そもそも保健所に連絡がつかない。そして連絡がついても対応してくれない、というのである。

社会機能維持者である警察、消防は、24時間対応体制が組まれている。加えて、救命救急士はそもそも医師の指示に従って処置を行うように訓練されている人々である。そして感染症法上、搬送と入院調整は保健所の役割となっている以上、彼らには保健所の指示が必要だということになっているのである。しかし本来、ここで保健所に感染症法上求められているのは本人の病状についての医学的判断ではなく、隔離の必要性の判断である。

保健予防課長も「医師」だったか

一方、救急隊が求めているのは、医学的判断に基づく搬送の要否と、搬送先医療機関の選定である。

医学的判断をするといっても、パルスオキシメーターで測定する酸素飽和度（ＳｐＯ２サチュレーション）、血圧、体温、脈拍、呼吸数といった基本的なバイタルサインしか手掛かりはない。それ以上の各陽性者の個人情報を、各保健所の課長が、夜間自宅で持ち合わせているわけがないではないか。

深夜に救急隊と話し合いながら、少ない情報のみで、病院に運ぶ必要があるのかどうかを判断するだけでも、精神的な負担になる。加えて、入院先の医療機関を探すのも、保健所の役割ということになっていたため、近隣の病院リストを上から下から分担して電話をかけ続け、入院先を探すという作業も一苦労である。疲れ切った保健所の医師たちは、だんだんと救急隊とのやり取りを拒否するようになった。

日々新規陽性者数の最高値が更新される中、１日１００件以上の発生に見舞われた保健所では、昼間の対応だけでなく、夜間の救急隊からの問い合わせと、入院医療機関探しに時間を取られ、機能しなくなってきた。このため保健所長を経由し、複数の区の区長から、都知事への申し入れがあり、第１波の反省会の頃から課題となっていた「保健所による夜間の入院調整問題」が、ついにクローズアップされたのである。

年末年始は都庁でステイホーム

この問題は、本来感染症に対する病床確保や救急医療体制、保健所機能そのものに関わる課題であり、感染症対策だけの話ではないのだが、どの部署も担当でないと言って引き受けず、結局、防疫・情報管理課が対応せざるを得ないとして命令が下ることとなる。

そこで再び職員を集めての突貫工事が始まり、急遽、12月28日（月）から1月4日（月）の19時から翌朝7時まで、都庁内で、有志保健所職員による輪番制で夜間の入院調整対応を行うこととなった。19時以降、各保健所や消防庁からの依頼を受け、入院の要否を判断し、入院先の医療機関を見つかるまで次々と病院に電話をかけ、空床を探し続けるのである。

このおかげで感染症対策部の職員も年末年始は「家族でステイホーム」ならぬ「都庁でステイホーム」となり、家で家族と過ごす時間よりも、職場で同僚と過ごす時間の方が圧倒的に長いという状況が、より一層進行した。ここでもし感染者が発生したならば、いくらマスクとアクリル板があっても、一緒にいる時間が毎日ほぼ12時間超えの状況であり、明らかに全員濃厚接触者と認定されたであろう。

一晩3～5名体制で、有志の保健所の所長や課長たちと、ひまわり経由で救急隊や医療機関、保健所からの電話を受け、医学的判断と搬送先医療機関の調整を行う。各保健所が苦戦しているとおり、入院先医療機関はなかなか見つからず、一晩に60カ所以上の病院に手分けして電話することもあった。

この中で分かってきたのは、救急要請されるパターンは、

①「コロナ陽性」と聞いただけで具合が悪くなり、今すぐ死ぬのではないかと不安になり、症状の有無にかかわらず焦って救急車を呼んでしまうパターン（軽い気持ちで郵送検査を申し込んでみた人など）。

②熱が出ただけでびっくりして救急車を呼んでしまうパターン（特に20代男性に多く見られる）。

③高齢の父や母の状態について家族が不安になり、救急車を呼ぶパターン（家族は別居の場合も同居の場合もある）。その後の第5波では、20代の娘や息子を心配した親からの電話も増えた。

④高齢者施設など、夜間に医療従事者がいないところで陽性者が判明し、介護職員がパニックになり、ちょっとした変化にも対応ができないので、今すぐ入院させてほしいと救急要請するパターン。

⑤COVID－19患者を受け入れている病院において、不慣れな夜間当直医が心配になり、人工呼吸器管理ができないので、今のうちに転院調整をしようとするパターン。

⑥夜の救急外来で、念のために実施した抗原キット検査が陽性となり、自院での受け入れが困難なために、転院調整を依頼してくるパターン。

に大別されるということである。

①～④は必ずしも緊急性を要さず、バイタルサインを確認の上、緊急性がなければ本人や家族に説明し、翌日の調整に回すことも可能である。あるいは、解熱剤の電話診療・処方や往診サービスなどでも対応可能である。

⑤についても、医師同士で話し合いを行い、今、現に重症化している人の方が優先であることを説明し、翌朝まで待ってもらえるよう説得することが可能である。各当直医は全域で病床がひっ迫している状況を、保健所ほどには知らないのである。

⑥については前述（「第1章　2月　あなたは検査の対象ではありません「夜キットは禁止です！」」）のとおりであり、これを減らすためには、日頃から各保健所が管内のこのような医療機関に説明・説得していくしかない。

自宅療養者フォローアップセンターの展開

２０２０年度の流行語大賞は「３密」であったが、私的には「クラスター」「積極的疫学調査」「濃厚接触者（通称のーせつ）」、そして「パルスオキシメーター（通称ぱるす）」である。なぜパルスオキシメーターが重要なのかというと、前記①～④を解決するための客観的な指標として必須だからである。

陽性者が増えれば病院もホテルもいっぱいになるのは当たり前である。自宅療養は例外といいつつも増える一方であり、外出自粛を呼びかけている以上、外出しなくても済むようなサービスを提供する体制を整えなければならないこととなる。

そのため都は11月から「自宅療養者フォローアップセンター（通称：フォローアップセンター）」を立ち上げ、一部の保健所で試行運用していたが、第３波を受け、急遽都内全域の保健所を対象に、事業を展開することとなった。

もともと国の通知においても、健康観察は委託できると記載されていた。これに加え、現在都が委託で運営しているサービスは、①食品配送、②健康相談、③パルスオキシメーター貸与、④往診、である。

パルスオキシメーターの配布による客観的評価（本人は息が苦しいと言っているが、ＳｐＯ２96％以上であれば十分肺は機能しているので問題ないといえる）、これに加え、２０２１年４月の第４波以降は、医師会や民間機関と連携した往診による解熱剤の投与や点滴、酸素濃縮器の配送といった在宅での医療対応により、①～④の事例は解決していった。

「かけ続けるセンター」の始まり

年末年始の都庁における夜間入院調整の試行で、医学的判断はさておき、病院を探す部分を支援するだけでも、相当保健所の負担が軽減されることが分かり、保健所に代わって病院に電話をかけ続け入院先を見つける業務を委託する、という方向で、事業者探しが始まった。

そして２０２１年１月25日から、民間委託として、保健所の依頼により入院・転院が必要と判断した陽性者の医療機関・移送調整を実施する窓口を設置し、夜間の保健所業務負担軽減と、事案処理の迅速化を図ることを目的とした、正式名称「東京都新型コロナ夜間入院調整窓口」が立ち上がったのである。

そもそもは「課長級医師に、週に１日だけでも、絶対夜起こされない日を作ってあげたい」という、一部の所長級医師の思いで始まったが、現在は全保健所が参加し、土日祝日を含めた毎日18時30分から翌朝7時30分まで対応している。

こうして各保健所が個別に対応していた、病院へ電話をかけ続けるという作業を切り離すことには成功した。4月以降保健所に異動し、かけ続けるセンターを利用する側になってから分かったのは、とにかく夜間に起こされる回数は、少なければ少ないほどいいに尽きる、ということだろう。これは、後の保健所ユーザーレビュー（第4章　6月）で詳しく述べることになる。

1月

縮小ではありません！

夜明けの祈り

年末年始にかけ陽性者数は急増し、第3波のピークは保健所を直撃した。保健所で寝ずの番をした所長、保健所近くのホテルに連泊した課長、終電でどうにか帰った職員など、何時になっても途切れず送信されてくる発生届に悲鳴が相次いだ。

夜間の「かけ続けるセンター」での入院調整も、最高値として一晩20件を記録した（その後の第5波では56件と、大幅に更新されることとなる）。どうか早く夜が明け、交代要員が来てくれますように、と祈った職員がほとんどであろう。

感染症法15条の定め

感染症担当の保健所職員にとって一番大切な感染症法の条項は「15条　積極的疫学調査」である。陽性者が出た後の流れについては以前にも説明したが、保健所は感染症患者に対し、15条に基づく積極的疫学調査を行うことが定められているのである。

今回ほど「積極的疫学調査」「濃厚接触者」という感染症法の用語が、世の中に浸透してメジャーになったことはないだろう。テレビを見ていても、キャスターや芸能人のゲストが普通に「積極的疫学調査」という言葉を口にしているシーンが当たり前になってしまっているが、私からすると非常に違和感がある。

ちなみに、「積極的でない疫学調査」というのは、医療機関側から定期的に挙げられる報告を待って分析を行う受け身のサーベイランス（= passive surveillance）であり、発生動向調査・定点報告などのことである。

医療の入り口が保健所に、というねじれ

ＣＯＶＩＤ－19における積極的疫学調査の目的は主に3つあり、①陽性者本人の状況把握、②陽性者の行動歴に基づく濃厚接触者の特定と感染拡大予防策の実施、③感染源対策、であ

る。

大前提として、本来感染症対策における保健所の役割は②と③であり、①と、それに基づく本人の療養方針の決定は、本来診断を行った医療機関の役割である。一方で、COVID―19については指定感染症二類扱いというところで、隔離と搬送と療養先とがセットになってしまっているがために、医療の入り口も保健所になってしまっている。

そのため、保健所が地域の陽性者の命を守る第一線機関となってしまい、一番に回避しなければならないことが「在宅での陽性者の急変」となり、②よりも③よりも優先しなければならなくなってしまっている状況である。

①について、勧告と合わせると30分は要する。②について、詳しい聞き取りを行うとなると、1人の陽性者につき1時間ぐらいかかることもある。③の感染源検索までやろうとすると、発症14日前までさかのぼって行動調査をしなければならないので、さらに時間がかかる。

保健所がその能力を最大限に発揮し、①から③までフルスペックで調査までできるという状況は、1日の発生件数が10～20件程度、つまり都内31保健所からの新規陽性者数総数が300～600件程度でないと、とうてい無理である。

流行状況を踏まえた「臨時対応」

1日に提出される発生届が100件を超えてくると、単純にいえば100人の調査員が必要になるわけだが、どんなに多くてもそんな数の調査員がいる保健所はないので、その日中に全陽性者に連絡を取ることすら不可能になってくる。

その場合、命を守るためには、ある程度、年齢や症状、属性など、発生届に記載されている情報から推測して、重症化するリスクが高いと考えられる人から連絡を取り、入院を調整していくしかない。

つまり、最低限①をやる、その中でも優先順位をつけて対応していくこととなる。

このような保健所の現状を踏まえて、都全体として臨時対応の通知を出してほしいという要望が保健所からあがり、所長会や課長会、東京iCDCの専門家とも調整しながら、「東京都における新型コロナウイルス感染症流行状況を踏まえた対応（臨時対応）」（194頁）を出すこととなった。

第3波においては変異株の影響が少なかったため、優先順位付けにおいて、明らかに重症化のリスクがある者や集団を「高齢者や基礎疾患を有する者、医療機関、高齢者施設、障害者施設、特別支援学校等」と、ある程度明確に示すことが可能であった。実際、第3波までの保健所の経験では、保育園や学校などでの感染拡大例は非常に少なく、また若年層での重症化はほとんど見られなかったのである。

この臨時対応でいっているのは、陽性者のうち最後まで連絡を取らない人がいるということではない。調査の対象や内容について優先順位づけをしたのであって、調査をやめたわけではない。限られた「保健所の対応能力」という資源の分配についての問題である。

これは限られたワクチンをどのような順番で接種するのか、という問題と何ら変わりがない。最終的に打てない人がいるというわけではないように、連絡を取らない人がいるわけではないのである。

保健所による「のーせつ（濃接）」認定問題

そうなってくると、②に係る「濃厚接触者認定」を誰がやるのか、という問題が生じてくる。これについて臨時対応の中では、保健所だけでなく、医療機関や陽性者本人、またはその所属先の健康管理者などの協力を基に、効率的に対象者を抽出し、必要な健康観察や検査対応を行っていくこととした。

「濃厚接触者」、通称「のーせつ」は、国立感染症研究所感染症疫学センターの「積極的疫学調査実施要領」において、次の範囲に該当する者とされている。

・患者（確定例）と同居あるいは長時間の接触（車内、航空機内等を含む）があった者
・適切な感染防護なしに患者（確定例）を診察、看護若しくは介護していた者
・患者（確定例）の気道分泌液もしくは体液等の汚染物質に直接触れた可能性が高い者
・その他：手で触れることの出来る距離（目安として1メートル）で、必要な感染予防策なしで、「患者（確定例）」と15分以上の接触があった者（周辺の環境や接触の状況等個々の状況から患者の感染性を総合的に判断する）。

濃厚接触者の定義はこのように誰にでも分かるように定められているのだから、保健所が認定しなければならないというものではない。しかしこれまで保健所に一切丸投げであった一部の学校や企業からは、この臨時対応を発出後、「もう保健所は何もしてくれないのか？」と不安と苦情の処理の嵐となった。

学校や企業には、それなりに健康管理担当者に相当する責任者やとりまとめの人材がおり、現場の情報を取りまとめて提出することは、第1波の時から訓練されている。濃厚接触者に

ついても、国の定義に基づいて、ある程度の判断はできるはずである。

各保健所でこの周知を行い続けた結果、少しずつ、保健所におんぶに抱っこという状態は改善していった。

また、この頃まで「保健所が認定した濃厚接触者でなければ行政検査として認めない」という医療機関が多かった。このため、自称濃厚接触者で、医療機関の医師が「総合的に判断した結果、新型コロナウイルス感染症を疑う」のであれば、行政検査の適応とする、という「医師の総合的判断による行政検査の適応」を改めて都医師会を通じて周知し、医療機関でのＰＣＲ検査を促すこととなった。

さらにややこしいのは、「のーせつ」の「のーせつ」も「のーせつ」として扱うのかという問題である。

常識的に考えれば、「のーせつ」は症状がないので、人に感染させる可能性は低い。一方で、ＣＯＶＩＤ－19は発症前2日から感染力があることから、無症状の人からの感染も否めない、というパラドックスがある。

14日間いつ発症するか分からない、ということと、すでに発症している、ということは異なるのだが、パラノイア的になっている人々からすると、なぜ「のーせつ」の「のーせつ」

が野放しになっているのだ、ということになってしまう。とはいえ、疑い出せばきりがないので、誰もが通常の予防策で対応することで、感染拡大予防を徹底していくしかない。

〝感染症に「国境」はない〟が、「圏域」はある

また、「会食した4人の友人はそれぞれ別々の区に住んでいます」とか、「彼氏とはまだ同棲しておらず、別の区にいます」とか、「別の区に住む家族が高齢の両親の介護のためによく来ています」、「勤め先の会社（あるいは通学先の学校）は別の区にあります」といった、地域をまたがった事例の場合、事務量が増大するということがあった。

公衆衛生医師の先輩が「感染症には国境はないが、圏域はある」と、よく言っていたが、その意味するところは、感染症自体は行政区域を無視して広がっていくが、感染症が管轄地区内で発生すれば、保健所は管内ルールに基づいて対応することとなっており、そのルールは区域ごとに微妙に他と異なることがあるので、圏域問題が生ずる、ということである。

このような観点から、他の自治体にいる陽性者や濃厚接触者について、疫学調査や健康観察をお願いする場合、依頼に応じて対応したという根拠を残す観点から、いちいち事務連絡で依頼し、その依頼の返事についても、事務連絡で行うこととなっていたのである。

陽性者の急増で、どこの保健所もこのような依頼に書類でやり取りすることは困難となり、「情報提供のみ」「メールで可」「ＨＥＲ－ＳＹＳをご確認ください」「回答不要」と簡略化されていった。

流行状況を的確に捉えた「新たな対応」へ

その後、なんとか第３波はピークアウトし、２月になると都内の新規陽性者数は減少が続いた。東京ｉＣＤＣやモニタリング会議においても、感染状況は改善したことから、緊急事態宣言の解除に向けたリバウンド対策として、臨時対応を解除する方向の検討が始まった。

再び所長会や課長会とも意見交換を行う中、今後、このような臨時対応の解除と開始を繰り返すのではなく、流行状況に応じて保健所機能を最適な状態で活用し、積極的疫学調査を効率良く実施していくことが重要とし、最終的に、通知のタイトルは「新たな対応」とした。

とはいえ結局のところ、その願いも虚しく、第５波においても「地域流行に伴う対応」という名の臨時対応の発出と、「流行状況を捉えた対応」という名の新たな対応の発出が、繰り返されることになるのであった。

参考：東京都における新型コロナウイルス感染症流行状況を踏まえた対応（臨時対応）1月22日

目的

重症化リスクの高い新型コロナ陽性者への迅速な対応により、都民の命を守る

○各陽性者の重症化リスクの把握に重点を置き適切な医療提供へつなげることを優先課題とする。

○積極的疫学調査の対象や項目について、優先事項を整理し、保健所事務の負担軽減を図る。

方針

各保健所が管轄する地域の実情に合わせ、発生した陽性者の重症化リスクに係る状況把握を優先

○疫学調査及び健康観察については、陽性者が重症化リスクのある者であるか、又は重症化リスクのある者が多数いる場所・集団（※）に直接帰属しているかの把握に重点をおくこと。

※高齢者や基礎疾患を有する者、医療機関、高齢者施設、障害者施設、特別支援学校等

○発生届の記載事項のうち、接触者における重症化リスクの有無等を参考に、検討すること。

○把握した陽性者の状況に基づき、以下の対応を基本としつつ、地域の流行状況や個別の事情を踏まえ保健所において対応を判断すること。

保健所における実務対応

1. 陽性者が重症化リスクのある者の場合は、優先して入院調整等を実施すること。
2. 重症化リスクのある者が多数いる場所・集団に直接帰属している場合、クラスター対策としての集中的な検査も含めて検討すること。
3. 重症化リスクのある者が多数いる場所・集団以外の濃厚接触者については、14日間の外出自粛・自宅待機とし、健康観察期間中に発症した際には診療・検査医療機関を受診するよう依頼すること。
4. 保健所における対応の優先順位が低い対象等においては、濃厚接触者の認定や行政検査について、医療機関の医師による総合的な判断において実施すること。
5. 学校・企業等においては、健康管理担当者等が主体となり、健康観察や保健指導を実施する体制に可能な限り切り替え、感染拡大防止策を図ること。

臨時対応の期間について

終了の目安として、新規陽性者数※及び医療提供体制等の負荷を勘案し、総合的に判断

※国が定めた感染状況の指標のうち、新規陽性者数の目安がステージⅢ相当（東京都に当てはめると新規感染者１日あたり約３００～５００人程度）になったかどうかを考慮

参考：東京都における新型コロナウイルス感染症流行状況に的確に捉えた新たな対応の考え方

2月19日

新たな対応の考え方

○都民・事業者の努力により都の新規陽性者数は減少が続き、感染状況は改善しつつある一方、従来株より感染力が強いとされる変異株による感染拡大リスクが生じている。

○都民の命を守るため、常に医療現場の逼迫を招かない対応が必要である。

○保健所機能を最適な状態で活用し、積極的疫学調査を効率よく実施することで、新たな感染拡大の予兆を迅速に捉え、流行の再燃を予防していく。

実施のタイミングについて

○感染者が多発している状況においては、集団における感染経路が複数存在する状況があり、感染拡大防止のためには、行動制限が有効である。

○保健所の調査機能が最大限発揮されるのは、感染経路がある程度特定できる状況であることから、保健所が的確な対応ができる規模の発生数（※）となった時点で移行するものとする。

※都内発生数が7日間平均で３００人台程度

対応の方向性

感染拡大につながるクラスターを早期に探知し、流行の再燃を予防する

国立感染症研究所　感染症疫学センターによる「新型コロナウイルス感染症患者に対する積極的疫学調査実施要領」に示されている「調査の優先順位」における

①重症化リスクのある者が多数いる場所・集団との関連　に加え、

②地域の疫学情報等を踏まえ感染が生じやすいと考えられる状況（※）把握を強化する。

　※3密や大声を出す環境その他濃厚接触が生じやすい等の状況を示す

＊詳細については東京都ホームページ参照

「東京都における新型コロナウイルス感染症流行状況を的確に捉えた新たな対応の考え方」

（東京iCDC専門家ボード　令和3〔2021〕年2月）

https://www.bousai.metro.tokyo.lg.jp/_res/projects/default_project/_page_/001/013/140/34kai/202102267.pdf

2月　嘘をついたら30万円、病院から逃げたら50万円

1つしかない法律

保健所の感染症対策は全て「感染症の予防及び感染症の患者に対する医療に関する法律」、いわゆる感染症法に基づいた対応である。私は常々新人研修などで、「感染症対策には法律が1つしかないから楽だ」と話してきた。そして、法改正が行われる頻度はそんなに高くない、という話もしてきた。

ところがＣＯＶＩＤ－19はついに、その流行の最中に感染症法自体を改正するところにまで至った。これも２００９年の新型インフルエンザＡ（Ｈ１Ｎ１）発生時の対応とは大きく異なる点の一つである。

感染症法前文に込められた思い

感染症対策は長い間、１８９７年（明治30年）に制定された「伝染病予防法」が基本とされていたが、１９９８年に現在の感染症法が制定され、１９９９年4月から施行されている。感染症法は前文がある珍しい法律でもあるが、ここにこの法律を定めた理念が集約されているといっても過言ではない。


「人類は、これまで、疾病、とりわけ感染症により、多大の苦難を経験してきた。

ペスト、痘そう、コレラ等の感染症の流行は、時には文明を存亡の危機に追いやり、感染症を根絶することは、正に人類の悲願と言えるものである。

医学医療の進歩や衛生水準の著しい向上により、多くの感染症が克服されてきたが、新たな感染症の出現や既知の感染症の再興により、また、国際交流の進展等に伴い、感染症は、新たな形で、今なお人類に脅威を与えている。

一方、我が国においては、過去にハンセン病、後天性免疫不全症候群等の感染症の患者等に対するいわれのない差別や偏見が存在したという事実を重く受け止め、これを教訓として今後に生かすことが必要である。
このような感染症をめぐる状況の変化や感染症の患者等が置かれてきた状況を踏まえ、感染症の患者等の人権を尊重しつつ、これらの者に対する良質かつ適切な医療の提供を確保し、感染症に迅速かつ適確に対応することが求められている。
ここに、このような視点に立って、これまでの感染症の予防に関する施策を抜本的に見直し、感染症の予防及び感染症の患者に対する医療に関する総合的な施策の推進を図るため、この法律を制定する」

この中で示されているのは、「患者等の人権」「エビデンスに基づく合理的な対応」「適切な医療の提供」である。適切な医療の提供については医療体制整備として防疫担当や保健所ではない部門で別途対応していることから、ここでは「患者等の人権」「エビデンスに基づく合理的な対応」について説明したい。

1点目の「患者、感染者の人権の尊重」であるが、「感染症ならとにかく隔離すればいい」という考えから、「必要に応じて病院へ隔離収容＝入院勧告などの措置を行う」ことと、整理された。具体的には、入院勧告を行う対象を一類、二類、指定感染症、新感染症の患者などに限定することとなったのである。

たとえば伝染病予防法では「赤痢」という概念しかなく、アメーバ赤痢だろうか細菌性赤痢だろうが、とにかく赤痢ならば全て入院隔離とされ、職場や住居を含めて消毒されてしまう状況であった。

一から五までまとめてみた

2点目の「エビデンスに基づく合理的な対応」は、1点目の、人権を尊重しつつ、必要な措置を行うための基本となる感染症の類型化と類型に応じた対応である。感染症は感染力・重篤性などにより、一から五までに類型化されることとなったのである。

詳しく述べればきりがないが、都の防疫担当や保健所が対応する上で核としている考え方や対応について、まとめると、以下のようになる。

〈一類感染症〉

感染力、罹患した場合の重篤性などに基づく総合的な観点から見た危険性が極めて高い感染症とされている。

エボラ出血熱、クリミア・コンゴ出血熱、南米出血熱、痘そう（天然痘）、ペスト、マールブルグ熱、ラッサ熱の7つを指定しているが、感染症法制定後、都内で実際に対応をしたことがあるのはエボラ出血熱疑い事例だけである。

対策としては、全ての人の血液、体液（おう吐物、ふん便含む）、傷のある皮膚、粘膜（目・口・鼻・陰部など）は、感染性があるものとして対応、これらに触れる時には防護具、前後に手洗いという、標準予防策（Standard Precaution）が原則である。

ちなみにカミュやデフォーが題材として取り上げた「ペスト」は、エルシニア属細菌の一種、ペスト菌（Yersinia pestis）による細菌感染症であり、現在は有効な抗菌薬での治療が可能である。病状が進行した場合は肺ペストによるヒト－ヒト感染も生じるが、原則は節足動物（ケオプスネズミノミなど）を介してげっ歯類（野ネズミやリス、プレーリードッグ、タルバガンなど）からヒトへ感染する動物由来感染症である。

臨床症状は主としてリンパ節腫脹を主体とする腺ペスト、局所から血行感染での全身症状を示す敗血症型ペスト、肺への感染で飛沫感染を起こす肺ペストの3つに分類される。それぞれの症状を念頭に関連図書を読まれると、臨場感と理解が深まると思う。

〈二類感染症〉

感染力、罹患した場合の重篤性などに基づく総合的な観点から見た危険性が高いが、一類ほどではないとされている感染症であり、現在指定されているのは、重症急性呼吸器症候群（ＳＡＲＳ）、中東呼吸器症候群（ＭＥＲＳ）、鳥インフルエンザ（Ｈ５Ｎ１、Ｈ７Ｎ９）、急性灰白髄炎（ポリオ）、ジフテリアである。

近年疑い例として搬送事例があったのはＭＥＲＳである。ちなみに研修ではいつも、ＳＡＲＳのＡは「Acute（＝急性）」だが、ＭＥＲＳのＥは「Easten（＝中東）」であって、のＭＡＲＳ（＝火星）ではない、と注意している。

〈三類感染症〉

感染力、罹患した場合の重篤性などに基づく総合的な観点から見た危険性は高くはないが、特定の職業への就業によって感染症の集団発生を起こしうる感染症とされている。ここでいう「特定の職業」とは、飲食業や製菓業など食べ物に接する仕事や、医療・保育・介護職など人に接する仕事であり、就労制限が課される。また、消毒など、対物措置も行われる。

腸管出血性大腸菌感染症、赤痢、腸チフス、パラチフス、コレラの5疾患であり、肉の生食などで細菌性の食中毒を起こしうることは、「第1章　6月」でも述べた。肉だけかと思っていると、保菌者が素手で調理した生野菜サラダやカットフルーツなど、思わぬ食べ物が原因のこともある。これを予防するため、調理従事者には定期検便が義務付けられている。

渡航医学としては、上下水道の整備されていない地域での氷の入った飲み物などはリスクが高い。診断が遅れると腸管穿孔や敗血症を起こして命に関わることもありうる。

〈四類感染症〉

人から人への感染はほとんどないが、動物や飲食物などの物件を介して感染するため、動物や物件の消毒、破棄などの措置が必要となる感染症である。ここでいう「動物」には節足動物＝蚊属やシラミ類などの昆虫や、ノミやダニといったクモ類も含まれる。そのようなわけで私が研究していたコロモジラミが媒介する回帰熱や発しんチフスも含まれている。

四類感染症は種類が多いが、まれな疾患も多い。野生動物や家畜、ペットなどによるものとして、Q熱、狂犬病、野兎病、エキノコックス、ニパウイルスなど。鳥類が媒介する鳥インフルエンザ（H5N1、H7N9を除く）、オウム病など。

蚊媒介感染症のデング熱、チクングニア熱、ジカウイルス感染症、黄熱、マラリア、ウエストナイル熱など。２０１４年には都内で２００人規模のデング熱の国内感染が生じた。媒介感染症は、気候変動やグローバリゼーションの結果、今後流行が起こりうる感染症として認識しておく必要がある。

〈五類感染症（全数把握疾患）〉

比較的頻度が高く、個人を特定せずとも数を把握することで、流行状況を一般市民や医療機関に提供、公開していくことによって、発生や拡大を防止していく感染症である。

五類の中で、「麻しん」「風しん」「侵襲性髄膜炎菌感染症」は速やかに届出を行うことが施行規則で定められており、これらについては患者の氏名、住所、職業、連絡先を把握し、感染予防策のための疫学調査を行うこととなっている。その他の感染症は7日以内に届出となっている。

五類に指定されている感染症の幅は広く、後天性免疫不全症候群、性器クラミジア感染症、梅毒のような性感染症や、メチシリン耐性黄色ブドウ球菌感染症（ＭＲＳＡ）など、院内感染として重要な感染症も含まれる。

風しん、麻しん、水痘（入院例）、百日咳など、ワクチンで予防可能な感染症も五類に含まれている。これらはかつては次に述べる五類定点把握疾患であったが、予防接種の推進などで発生件数が減少したため、全数把握対象疾患として扱われるようになり、現在は排除を目指している状況である。現在五類定点把握対象疾患となっているムンプス（おたふくかぜ）なども、定期予防接種に追加され、発生件数が少なくなれば、いずれは同じ経過をたどると考えられる。

一方で、排除が難しいＣＯＶＩＤ－19では逆の動きが予想される。すなわち、ワクチン接種が定着し、より使いやすく入手しやすい治療薬が開発され、重症化の割合や致命率が低くなれば、厳密な隔離は不要として、まずは保健所による移送や隔離が不要である五類全数把握対象疾患となるであろうと予想される。

そして一例一例について通常の疾患と同様に診断した医療機関でマネジメントできるようになれば、保健所は全例ではなく入院例や集団発生事例のみの把握として、いずれは季節性インフルエンザのように五類定点把握対象疾患として扱うことが可能になるのではないかと考えられる。

〈五類感染症（定点把握疾患）〉

いわゆる地域流行を起こす感染症であり、全数を把握するには発生数が多すぎることから、地域ごとに発生を報告してもらう医療機関（定点医療機関）を定め、流行状況を把握している感染症である。

季節性インフルエンザ（鳥インフルエンザおよび新型インフルエンザ等感染症を除く）、RSウイルス感染症、手足口病、感染性胃腸炎などが含まれている。２００９年の新型インフルエンザA（H１N１）は病原性が低く致死率も低かったことから、WHOによるフェーズ６（まん延期）が宣言された後、五類感染症定点疾患である季節性インフルエンザの一つとされた。

〈指定感染症・新感染症・新型インフルエンザ等感染症〉

これらの感染症は、新型インフルエンザA（H１N１）発生前の２００８年に、今後の発生の備えとしてあらかじめ法改正をして、新たに設置していた類型である。

指定感染症は、既知の感染症のうち、一～三類及び新型インフルエンザ等感染症に分類されない感染症において、一～三類に準じた対応の必要が生じた感染症とされている。

ここでいう「既知の感染症」という意味は、「病原体は確認されている」という意味である。一方、病原性が不明のため、対応を一〜三類のいずれかに定めてしまうことは保留として、政令で1年以内に限り、暫定的にいずれか相当の対応としておき、その後明らかになった病原性などに基づき、いずれかに分類するのである。ＣＯＶＩＤ－19以前には、鳥インフルエンザ（Ｈ７Ｎ９）やＭＥＲＳが一時期指定感染症として定められ、その後、二類に分類されたという経緯がある。

新感染症は、人から人に伝染すると認められている疾病であって、既知の感染症と病状などが明らかに異なり、その伝染力および罹患した場合の重篤度から判断した危険性が極めて高い感染症とされている。今まで指定されたものはない。

新型インフルエンザ等感染症は、全国的かつ急速なまん延により国民の生命及び健康に重大な影響を与える恐れがある感染症とされている。２０２１年2月13日、新型コロナウイルス感染症および再興型コロナウイルス感染症の法的類型は、この「新型インフルエンザ等感染症」に指定された。

コロナのために

今回、主としてCOVID－19のために行われた改正のポイントは、大きく6つある。

1．感染症管理システムの活用推進

発生届や積極的疫学調査の結果の報告などについて、HER－SYS（COVID－19）やNESID（その他の感染症）を活用できる旨を法律に規定した。これはHER－SYSの導入に対し、個人情報保護条例などの関連で抵抗を示す自治体があり、国としてもHER－SYS活用の法的根拠を明文化する必要があったことにもよる。

なお、NESIDについても将来的なシステム改修により、HER－SYSと同様に、医療機関が発生届を入力でき、また療養状況も含め経時的な変化について把握を可能とする方針とされているが、いつの日のことになるのだろうか。

2．積極的疫学調査の実効性確保

積極的疫学調査に正当な理由なく協力しない場合、感染症の発生予防又はまん延防止のため必要があると認める時は、調査に応ずべきことを命令できる（法第15条第8項）こととなった。また、命令を受けた対象者が、正当な理由なく調査に協力しない場合（虚偽の申告をするなども含む）、30万円以下の過料に処するものとする（法第81条）となった。

3．入院勧告などの措置対応の実効性確保

国は感染症法改正前に、ＣＯＶＩＤ－19の入院対象者を、「病状又は病状の程度が重篤化するおそれを勘案して厚生労働省令で定める者」（施行規則第23条の6）として、以下のとおり整理していた。注目すべきは、最後の２つである。

・65歳以上の者
・呼吸器疾患を有する者
・腎臓疾患等により臓器等の機能が低下しているおそれがあると認められる者
・臓器の移植等により免疫の機能が低下しているおそれがあると認められる者
・妊婦
・中等症以上の者
・症状等を総合的に勘案して医師が入院させる必要があると認める者

・都道府県知事等が感染症のまん延を防止するために入院させる必要があると認める者
・宿泊療養・自宅療養の協力の求めに応じない者

今回の法改正は、これを法的に位置づけるものとして、

・入院期間中に逃げた場合
・正当な理由なく入院措置に応じない場合

に対し、50万円という罰則規定（行政罰）を追加したのである。

4．宿泊療養、自宅療養、濃厚接触者に対する措置、協力要請に係る法的根拠づけ

これまで法的裏づけのなかった濃厚接触者に対する協力要請が明記され、また、入院勧告に準ずる位置づけであった宿泊療養と自宅療養が正式に明記されることとなった。

・濃厚接触者に対する健康状態の報告、自宅待機への協力要請

・患者に対する健康状態の報告、自宅療養、宿泊療養への協力要請（3．に示したとおり、従わない場合、入院勧告の対象となる）

これらについては、新型インフルエンザ等感染症全てに適応になることから、今後、新型インフルエンザや再興型インフルエンザ、新感染症にも適用される。

5．感染症患者の病床確保の広域調整に係る法的根拠づけ【第22条の3】

医療体制整備に欠かせない入院調整機能を、都道府県知事が広域的に行うことへの法的根拠を位置づけたものである。都庁に設置しているＣＯＶＩＤ－19入院調整本部の根拠となるものである。

6．自費検査に関する措置対応【第16条の2第1項】

検査を希望する者の求めに応じて検査だけを行い、その結果を医療機関につなげないことから、発生届が提出されないといった事例を防ぐため、この法改正が行われた。これにより、自費検査を行う検査機関が医療機関と提携し、陽性だった場合少なくとも発生届が出されるようになるところまでは解決した。しかし、次の段階として、検査受付の段階で既往歴などの重症化リスクを全く聞き取っていなかったり、陽性だった場合の対応について全く説明しなかったりすることから、結果通知後も陽性者が出歩いてしまう、保健所からの連絡に応答しない、入院が必要な状況でも従わない、といった事案が発生している。

なお、今回の法改正で、この16条の2第1項には、検査機関だけでなく、医療機関も追加されており、これが後に、厚生労働大臣と都知事の連名で出された協力要請通知の根拠となっている。

人権と防疫のはざま

そもそも、感染症法において「就労制限」と「消毒の措置」に係る命令に従わない場合の罰則は存在していた。今回の法改正では、これらに加え、疫学調査命令に従わない場合に30万円以下の過料（法第81条）、入院勧告・措置に従わない場合50万円以下の過料（法第80条）が科せられることとなった。

国の通知では、基本的な考え方として、「業務に当たって法違反等を確認した場合には、まずは適切に助言、指導等を中心に行うことを通じて是正を促していくことが望ましいものであることに十分留意する」よう記載されている。

そもそも冒頭にあげた前文に「感染症の患者等の人権を尊重」と書かれているように、伝染病予防法から感染症法になった時に、人権に配慮すると明記されたのに、今回の改正内容は、COVID－19の流行が収まらない状況において、世論や国会がこれらの制限を後押しした形だともいえる。とはいえ法に明記されたところで、このような「絵に描いた餅」の状況では、リア充の人々への抑制力にはなかなかならないのも事実である。2021年9月現在、都内でこれらの罰則・過料が科せられた事例はない。

3月　そして誰もいなくなった

ここは戦場　助けに来て

第3波はピークの期間が短く、すぐに新規陽性者数は3桁になったが、その後3月に入っても下げ止まりの状態が続き、緊急事態宣言は延長に延長を重ね、3月21日までとなった。

これまで都議会の話にはあまり触れてこなかったが、感染症対策部は議会期間中になると各会派からの質問にあたらないことはあり得ない。ワクチン対策、変異株対策、検査体制の強化、後遺症への対応、緊急事態宣言解除後のリバウンド対策などなど、質問は尽きない。

このため感染症対策部の管理職と議会担当職員は、連日深夜操業となって、終電がなくなり、タクシー帰りが当たり前になる。あまりに連日深夜帰りでは疲れが取れないので、最後は近くのホテルに泊まることになる。働き方改革どころの話ではない。

それでも4月以降は体制や人員が増強され、きっと良くなると信じ、ずっと『ダンケルク』状態で「ダイナモ作戦」（228頁および巻末390頁）を待ちわびていたのである。

絶滅危惧種の公衆衛生医

3月の都議会予算特別委員会では、公衆衛生医師の不足についての質問があった。

そもそも「公衆衛生医師」とは何かといえば、医師の資格を持った上で、保健所の所長や区の感染症対策担当部署の課長などを務める者であり、いわば感染症対策の現場の指揮官である。「第1章　1月」で述べたとおり、東京都では所長（部長）級、課長級、課長代理（係長）級の公衆衛生医師が配置されているが、欠員も多い。

公衆衛生医師の不足は全国的な課題である。医師全体のうち行政機関に勤務する者は1％にも満たないなど極端に少ない。医師の勤務先として保健所が意識されづらくなったのは、かつては医学部の公衆衛生学の中に単位として組み込まれていた保健所実習が、前期医師臨床研修制度の中に移行してなくなった一方、その後の国の制度改正で、平成22年度からこの臨床研修医の保健所実習ですら必修でなくなってしまい、公衆衛生分野における医師の職務に対する認知度が低下したことが一つの原因として考えられよう。

都は、医学生などに公衆衛生分野の職務を理解する機会を提供するため、大学での公衆衛生医師による講義、保健所での現場実習の受け入れや業務説明会を実施するとともに、国に対し、医師養成などにおいて、保健所での研修を改めて必修にすることなどを提案・要求している。

以前、公衆衛生医師募集は『医事新報』のような医師向けの雑誌などに掲載していたが、現在は医師求人情報サイトなどへの採用案内、業務紹介動画の掲載や、研修医を対象とした病院説明会への出展など、様々な手段によるＰＲも行い、平成28年度に給与の改善も行われたところである。

また、内科や外科などの各分野で専門医制度が作られる中、公衆衛生医師もアイデンティティを保つため、「社会医学系専門医制度」も作られた。とはいえ、日々の実務に追われる中で各分野の単位を取らなければならず、指導医の取得や更新が新たな負荷となっている。

公衆衛生医師のアイデンティティ

「上医は国を治し、中医は民を治し、下医は病を治す」という言葉があるが、行政医療職の仕事では、上医はルールを作る・決める仕事、中医はルールを示し広める仕事、下医はルールを定着させ守らせる仕事、という意味において、東京都の公衆衛生医師というのは、ちょうど上医と中医の間ぐらいの存在だと思われる。

公衆衛生医師になる前に専攻していた専門分野は多種多様だ。小児科、内科、外科、形成外科、眼科、皮膚科、精神科など。そもそもなぜ行政で、保健所で、公衆衛生医師として働こうという発想になったのかというと、生活習慣病の悪化で失明寸前となりやってくる患者の眼底をレーザーで焼き続けるのが馬鹿馬鹿しくなったから、とか、治療をしてもしても押し寄せてくる糖尿病患者の診療に疲れたから、とか、研究現場ではなく研究成果が実際に人の役に立っているところに関わりたい、精神障害者が地域で安心して暮らせるようにしたい、地域でのまだ病気でない人々への健康教育が好きなどなど、理由は様々で人によって異なる。とはいえ皆、医療機関では実現できない「個別の患者ではなく、社会を健康にしたい」という純粋な理想や動機があって、集まってきているのである。

臨床医と比べて公衆衛生医師の給料が低いということが、公衆衛生医師の確保困難の要因になっている一方で、一度就職した公衆衛生医が仕事を継続したいと思うかどうかについては、給料の問題ではなく、むしろ理想の問題でもある。特に感染症対策についていえば、政治の力ではなく、科学的な根拠をもって地に足のついた施策を淡々と実施していくべきだという理想は、カール・ブッセの「山のあなた」に詠われた理想郷レベルなのかもしれないが、そういったまともさを失いたくはないと、皆思っているのである。

その仕事に医師免許は要りますか？

公衆衛生医師も、とあるフリーランスの医師のように、医師免許がなくてもできる仕事はいっさい「致しません」と言えればいいが、都庁や特別区の保健所では非常に難しい。

医師の管理職は、事務職の管理職同様、議会対応、マスコミ対応、これに加えて、医師業務として、検体採取、宿泊入院調整、結果説明、勧告、ひまわり対応などもある。

まさに今、各保健所においては、ＣＯＶＩＤ－19の流行で、課長級医師が現場で次々と指示を出さなければならないところに、国や都から次々と新規事業が打ち出され、その対応に追われている。加えてＣＯＶＩＤ－19に注目が集まれば集まるほど、マスコミ対応や議員対応など、本来の専門性を生かすべき業務以外のしわ寄せもあり、皆疲弊した。

都庁での業務に関していえば、当初、記者対応は医師でなければできないとされていたが、発生したクラスターの説明について、医師である必要はなかった。マスコミ対応や議会対応に医師免許は本当に必要なのだろうか。11月のところで引用した、新型インフルエンザ対策における「リスクコミュニケーションに関するガイドライン」においても、医師がやるべきなどとは全く書かれていない。もう少し東京都の公衆衛生医は主張した方がいいのかもしれない。

断食芸人

私自身も、医師として働くには、業務内容や処遇など、明らかに不利な職場だと、家族や友人から言われ続けながら、いつの間にかすでに臨床経験よりもはるかに長くこの仕事をしていることになっており、自分でも、医師免許を生かしてできるもっと楽で稼ぎの良い仕事は世の中にたくさんあるのに、いったいいつまで誰の何のために、やせ我慢をしているのか、だんだん分からなくなってきている。

公衆衛生医師の中で同じように自問自答する者も多くなり、２０２１年３月１日時点で、東京都庁内及び多摩地域、島しょ地域の保健所の定数に、特別区、八王子市及び町田市の配置希望数を合わせた数は１７３名であるが、うち52名が欠員となっていた。これに加え、３月31日付けで定年以外で退職した医師は、少なくとも私が把握している範囲で、部長級・課

長級・課長代理級合わせて10名以上いたのである。

　東京都を辞めていった公衆衛生医師たちの再就職先は、以前であれば、臨床医に戻るか、企業などの産業医が多かったが、最近は関東圏内の他自治体保健所が増えている。それは議会対応がなく医師業務に専念できること、ひまわり対応がなく夜起こされることがない、といったことが大きな理由である。

桜の花が咲く頃に

　日本の3月は異動の季節である。英国留学中、学期の切り替えは9月であり、桜も咲かないので、3月にメランコリックな気分になることはなかった。帰国後、また年度の区切りが3月である日本社会で働き始めると、以前と同じ気分を、今度は管理職として、人事異動を伝える側として、経験することとなった。異動したくないと思っている人など、私以外にはいないであろうこの職場で、管理職は決まった人事を部下に伝えなければならない。

　3月末までに現在の業務を整理しておかねばと焦る一方で、机の周りにある崩れそうな紙の山をリサイクルできるものとシュレッダーをかけるものに分けて片づけるなど、くだらないことで時間が過ぎていく。人の気持ちはデリケートである。ゆっくり花見をするどころではないものの、都庁2階の第一本庁舎と第二本庁舎をつなぐ広場には桜が数本あり、都庁を背景に、写真を撮る人も多い。

この1年間、次々と打ち上げ花火のように新規事業が降ってくるたびに、他局からの応援職員に頼る状況でなんとか乗りきってきた。中には本当に優秀でコミュニケーション能力も高く、短期間のうちに複数の事業を整理してくれるような職員もおり、仏様だと皆で拝む、リアル「地獄で仏」状態もあったが、その逆のこともあった。

また、自分たちと同レベルで応援職員を働かせてしまうと、あっという間に具合が悪くなってしまい、改めて自分たちが、ＣＯＶＩＤ－19発生以降増え続ける業務に耐え続けた結果として、異常な耐性を持っていることに気づかされることもあった。

3カ月ごと、ひどい時には1週間ごとに、育てた職員を見送り、次に来る職員にハラハラするという一喜一憂を繰り返し、あまりに多くの出会いと別れの中、心が摩耗して一人一人の職員の名前も覚えられない時もあった。新年度以降は、少なくとも1年間は固定の職員が配属され、担当事業について責任を持って対応できる体制にしてほしいと要望し続けてきたが、誰が配属されるのかは蓋を開けてみるまで分からない。

これに加え、なぜか私は、辞めると決心した人から一番最初にその決意を告白されることが多く、一足先に誰にも言えない秘密を抱えて悶々とするのであるが、それ以外にも、いつの間にか退職を決めている同僚がいたりして、東京都の公衆衛生の行く末に暗澹たる気持ちになる。

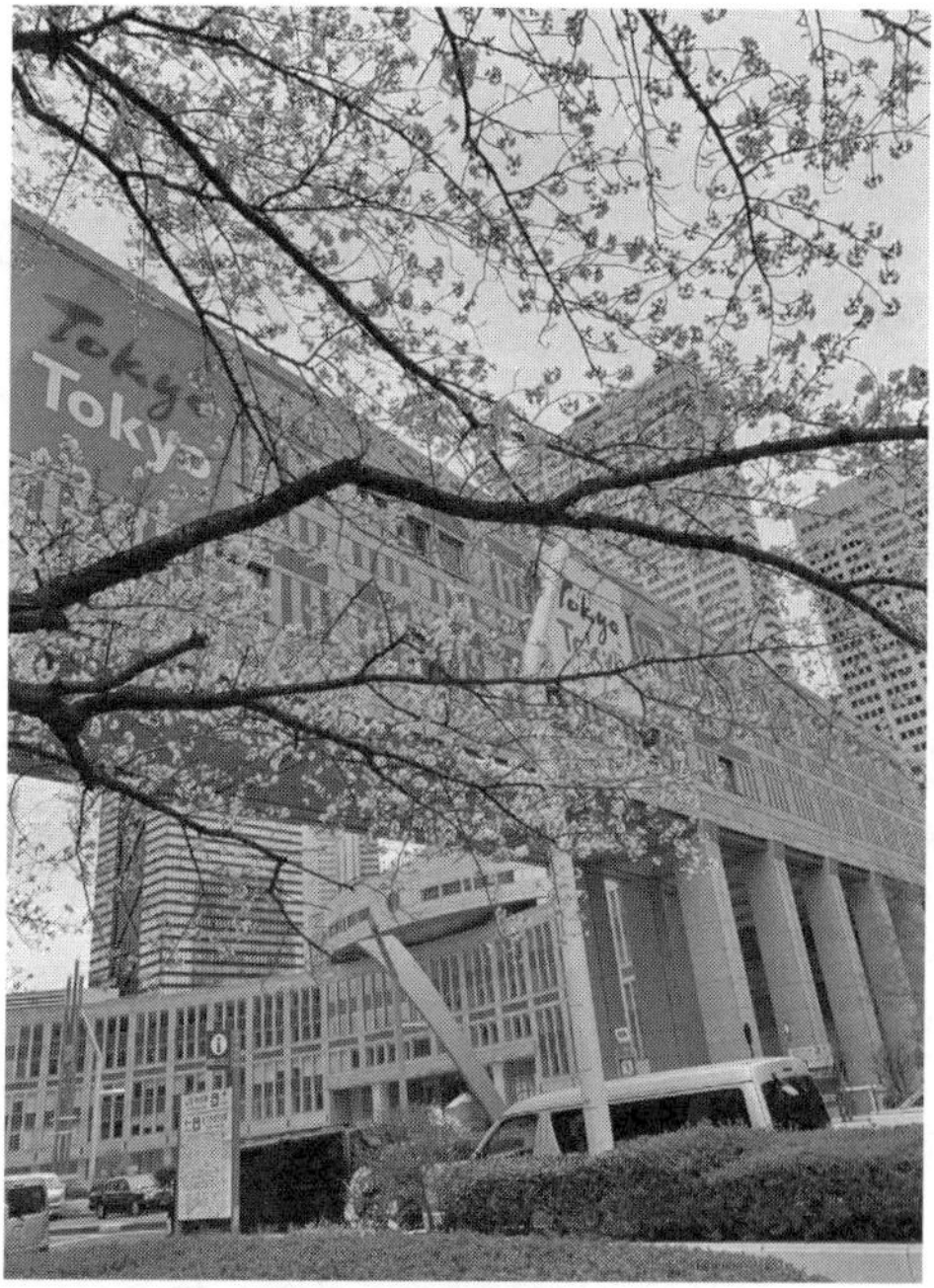

都庁に咲いた桜

ハラハラと散る桜を見て精神不安になる日本の春は、何度経験しても本当に辛い。

4月になれば彼女は

管理職の内示は一般職員に先行して行われる。果たして3月24日（水）、1年しかたっていない自分だけは動かないと思っていたところ、部長室に呼び出された。

「保健所などの現場からは、都からの応援職員派遣はありがたいが、一方で、兵士は派遣されるが、指揮官が不在のような状況では闘いきれないという嘆きの声が聞かれる」という議員の要望を受けたのか、前任者が病休で1年間不在であった保健所の保健予防課長として配属、という異動の内示であった。

第4章

第4波・第5波

4月から現在

（第3回緊急事態宣言：2021年4月25日～6月20日、
第4回緊急事態宣言：7月12日～9月30日）

新規陽性者数：第4波　4月以降

最高値	5／8（土）	1126人
最低値	6／14（月）	208人

新規陽性者数：第5波　7月以降

最高値	8／13（金）	5908人
最低値	9／27（月）	155人

（9月末現在）

4月　天国に違いない

私、うつなんです

２０２０年１月に一部の映画館で公開された『彼らは生きていた（原題：They Shall not Grow Old）』は、英国帝国戦争博物館に保存されていた第１次世界大戦の記録映像を再構築して完成させた映画であり、同時期に公開された『１９１７　命をかけた伝令』のドキュメンタリー版ともいえる。

食事と宿が保証され、お金ももらえるというだけで、右も左も分からないで地方から出てきた英国の若者たちが、次々と志願兵として登録され、見よう見まねの訓練後、突然最前線に送られ、次々と倒れていく姿が記録映像として撮影されており、それに合わせて淡々とナレーションと音楽が入る。

運良く生き残って帰ってきた者たちも、あまりの経験のために、その後の社会生活に馴染めず、苦しむ姿も描かれていた。「地獄は見た人にしか分からない」という世界である。いつも何かに追われているような気がする、落ち着かない、周囲の人々と自分は違う、という意識が拭えない。症状としてはＰＴＳＤに近い。それと同じく、自分も突如、不夜城の都庁から、8時30分から17時15分まできっちり働く保健所の生活になり、離脱症状が出現した。

頭痛や耳鳴りが続き、白髪も増えた。視力も落ちた。夜なかなか寝つけない。早朝4時頃に覚醒してしまう。食べたいと思うものが思いつかない。常にやる気が出ず、気分が晴れずに鬱々《うつうつ》としており、人の話や書類の内容が全く頭に入らない。忘れ物が多くなり、会議や打ち合わせでいつもペンやノートがないのでメモが取れず、電車もしょっちゅう乗り過ごしたり、逆方向に乗ってしまったり、一度は10年以上使っている大切な長傘（私は傘と文房具に異常なこだわりがある）を電車の中に置き忘れ、三鷹警察署まで取りに行く羽目になった。

周囲からすれば、都庁を離れ、天国のような保健所に行くのだろうと思われたかもしれないが、これまでの仕事に対してあまりに思い入れがあり、依存状態であった私からすると、少しも保健所は天国ではなかった。そして実際のところ、司令塔の都庁ではなく、保健所こそが本当のコロナ戦線最前線なのだということを思い知らされるまでには時間がかからなかった。

センチメンタル・ジャーニー

ＣＯＶＩＤ－19の流行で公開の遅れたクリストファー・ノーラン監督の最新作『ＴＥＮＥＴ』に先駆け、４ＤＸ版を含め再公開された同監督の映画『ダンケルク』では、ダイナモ作戦により、ドイツ軍に陸からも空からも追い詰められたダンケルクの海岸から、民間救援船で少しでも多くの若い兵士を救出し、英国へ送り届ける。一方、現場の指揮官であるケネス・ブラナー演ずる海軍中佐はダンケルクに残り、また英国の戦闘機スピリッツファイアを操縦しドイツ空軍を撃退していたトム・ハーディ演ずる空軍パイロットは、捕虜になる。

果たして自分の直面した現実は、全く反対となってしまった。指揮官たる課長級はほとんど撤退し、ダンケルクに残されたのは課長代理級以下の事務職であった。２０２０年１月のＣＯＶＩＤ－19発生当初から現場を支えて闘い続けていた職員ほど、管理職の異動に伴い、動くことができなかったのである。

1年後、彼らは本当に異動できるのだろうか。それまでに体調を崩したり、メンタル不調にならないだろうか。後ろ髪を引かれる思いで３月31日水曜日、最後の荷物に保健所行きの荷札を貼り、深夜に帰宅した。

４月に引き継ぎのために都庁へ行くと、状況はさらに悪化していた。整理した業務分担は引き継がれず、結局数名が抱え込む形になり、防疫・情報管理課長は再び毎日の患者数公表対応時に変異株の状況を説明するというルーチン業務に時間を取られることとなっていた。

様々な思いがこみ上げてきたが、どうすることもできない。

「ここにはもう、あなたのやるべき仕事もないし、救える人もいない。与えられた場所で咲きなさい」

そう言われた気がした。残念だったが涙を流しながら帰った。

私の出る幕はもう終わりである。私は私で今置かれた場所で闘うしかない。

保健所は紙が大好き

そういうわけで、２０２１年４月１日から再び、特別区保健所の保健予防課長という立場で、最前線に立つこととなった。

そもそも保健所の得意分野を挙げるとするならば、簡単だ。一例ごとの丁寧な相談と対応、苦情処理、健康教育、普及啓発である。地域を診断し、住民組織を作り、住民活動を支援する。何かあればすぐさま家庭訪問や突撃調査、「とにかく現場を見に行け！」というのが、最初に保健所に就職した時の先輩の教えであった。

一方で、弱みとして挙げられるのが、マネジメントとシステム化、デジタル化の推進である。そもそも保健所は紙が大好きである。発生届、相談記録、訪問記録、母子手帳、予防接種予診票、結核患者管理票（通称ビジブル）、区民の声の回答の決裁、民間委託の仕様書や契約書、ヒヤリ・ハット報告書など、全てが「紙」で管理されている。統一的・画一的・持続可能な対応システムを構築するためのマニュアル作りは苦手なのである。

今や時代は変わり、保健所の対応すべき分野は多岐にわたり、業務量も増え続け、人の入れ替わりも激しくなり、外部委託や派遣職員の導入などで対応せざるを得ない状況となり、これまで保健所の特技としていた、歴代名物保健師の名人芸伝承だけでは、もはや継続しない時代となっている。

また、児童相談所の特別区への移管やマイナポータルの導入などから、予防接種台帳や乳幼児健診の記録台帳などについては、情報共有のためにシステム化が必須となり、やっと予防接種システムや母子保健システムが導入されるようになったが、結核を含む感染症に係るシステムについては、発生件数が少なく、またＮＥＳＩＤとの連携ができずに二重に入力しなければならないことなどから、導入が進んでいない保健所が多かった。

「ＩＴ革命」事始め

区役所での挨拶回りや職員証用の写真の撮影、給与振込口座の登録などの手続き後、保健所へ到着し、最初に見せられたのは、ＣＯＶＩＤ－19対策本部として使用されている講堂に設置されている、大きなホワイトボードにガムテープを細く切って格子状にして表にされた、手書きの陽性者一覧と、乱立したフォルダに積み重なっている個別カルテ（発生届と疫学調査票のセット）の紙の束であった。

ホワイトボードは手書きで管理されていたが、癖字の職員もいるため、陽性者の名前について、読み間違い・書き間違いも多かった。また、たとえばＨＥＲ－ＳＹＳ　ＩＤなど、新たに必要になった項目を追加することもできない。記録の保存方法も、その日の終わりに白板をスマホで写メして保存という原始的な方法であった。

これについては、さっそく、区立小学校で使わなくなったという50インチのモニターをもらい、ＥＸＣＥＬで作成した日にちごとの新規陽性者一覧表を投影し、次々入力していく方

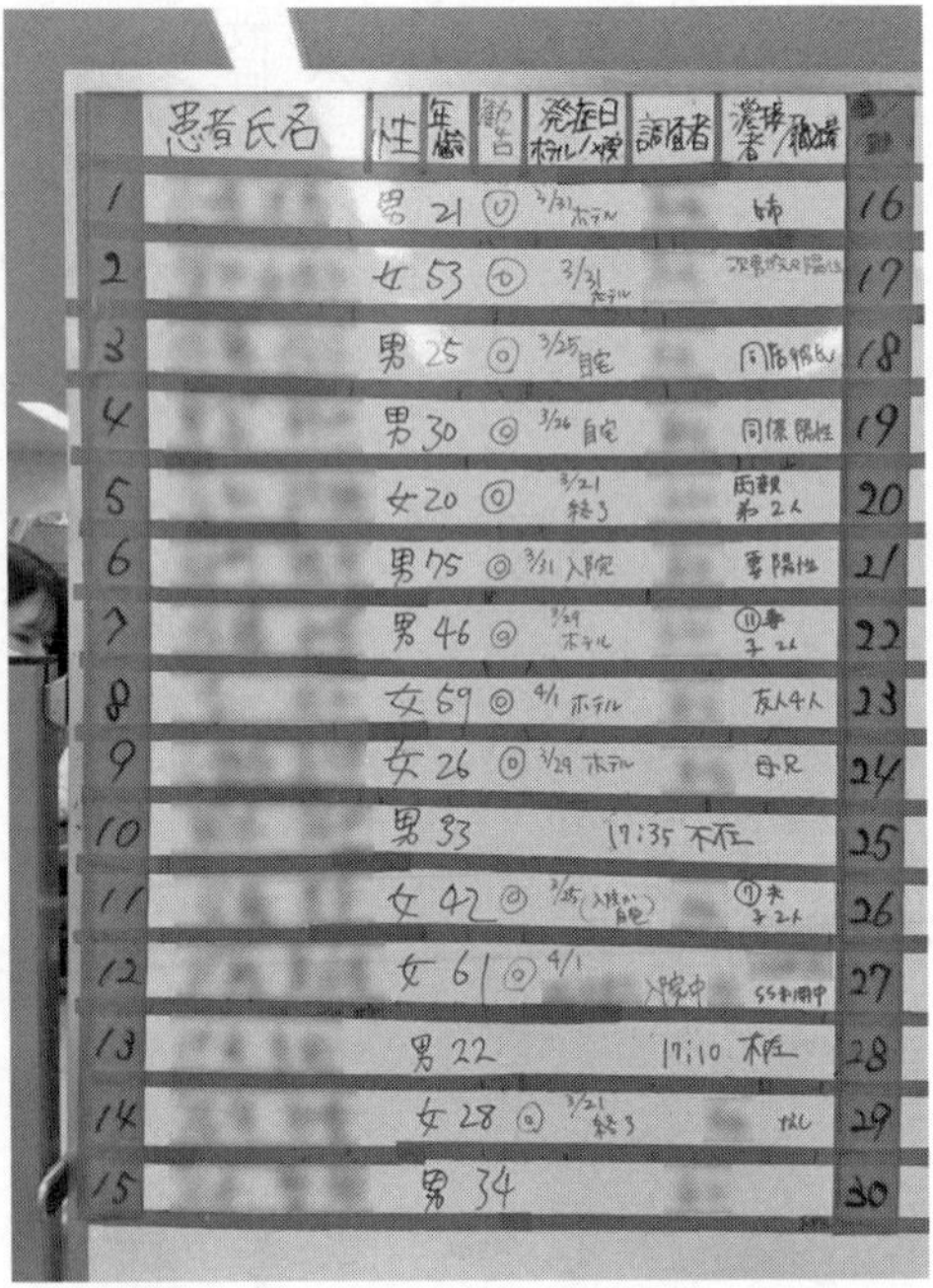

ホワイトボードに手書きされた陽性者一覧の表

法とした。また、このファイルを、特定の職員のみが庁内LAN上でアクセスできるところに保存することで、区役所本庁舎にいる関係幹部が遠隔でも現在の陽性者数が把握できる仕組みとした。

さらに、発生届の受理日ごとにシートを作成していくことで、陽性者の検索も容易にできるようになった。

併せて、集団発生として探知した事例についても別シートを作成し、都度どの施設や企業で複数の陽性者が発生しているのかを確認しながら疫学調査を行うこともできるようになった。

次に着手したのは個別カルテの電子化である。「電子カルテ」といってももちろん医療機関が用いているような電子カルテではなく、単に調査票をＥＸＣＥＬファイル化したものである。これを庁内ＬＡＮ上では「キャビネット」と呼ばれるフォルダに整理・保存することで、カルテ行方不明事件がなくなり、検索も容易になったことから、問い合わせにも迅速に対応できるようになった。

また、保健所や病院ではよくあることだが、休日や夜間の対応を平日日中の職員に伝える場合、「申し送りノート」というものに記載するのが習慣になっている。そして大体そのノートも手書きで欄が区切られておらず、どれが対応済みで、どれがまだ手つかずなのかが分からない、という事態が生じている。

ここの保健所でも同じことが起きており、これについても廃止して、ＥＸＣＥＬファイルを作り、いつ、誰が、何に、どのように対応し、何を申し送りたいのか、リストにして対応状況をチェックする形になり、いちいち今いない人の記載内容に悩むこともなくなった。

そして最後の革命が、ウェブ会議システムの構築である。この区のシステムはセキュリティが厳しく、各職員のパソコンからｗｅｂｅｘやＺｏｏｍといったウェブ会議システムにアクセスすることができなかった。このためウェブ会議対応可能なパソコンはいちいち区役所本庁舎にある情報システム課まで取りに行かなくてはならない。

都内の保健所には、もともと都とのウェブ会議用に健安研から各保健所へ貸し出されているノートパソコンが1台あったが、ウェブ配信の研修が増える中、複数の会議や研修が重なって参加できない状況があった。また、このノートパソコンについて、誰もメンテナンスをしておらず、動作が著しく遅かった。この時代、スペックの低いパソコンほどイライラするものはない。試行錯誤で問い合わせとアップデートを繰り返した結果、だいぶまともなスピードで動くようになった。

さらに、台数の問題について、管理職の議会出席時にのみ貸し出されるタブレットを、平時は保健所でも使えるよう許可をもらい、各種ウェブ会議用アプリも入れてもらったことで、ウェブ会議に使える機器の台数が増えた。会議や研修の日時が重なる時でも、ルーターやモニターなどを活用しつつ、複数の職員が定期的にウェブ会議へ確実に参加できるようになり、最新情報が共有されるようになったのである。

HER-SYS隊の活躍（前置き）

都庁でさんざん入院医療機関や保健所への導入に苦労したＨＥＲ－ＳＹＳであったが、この保健所での活用状況は悪くなかった。というのも、ここでは感染症対策を主として担当していたのが保健師ではなく、臨床検査技師や臨床放射線技師、衛生監視といった、もともとシステムに強い人々だったからである。

しかもこれらの職種は保健所以外の異動先がないことから、長年感染症対策事業に従事しており、感染症法や発生動向調査、週報、ＮＥＳＩＤの入力にも精通していた。ＨＥＲ－ＳＹＳについても初期からいじりまわして不具合や欠陥などを見つけ、すぐに厚労省のコールセンターへ問い合わせ、改修要望するなど、平時から複数の職員がアクセスし、チェックしている状況になっていたのである。

このため、私の最大の野望であった、「疫学調査の結果は保健所でＨＥＲ－ＳＹＳに入力するべきである」という主張についても、理解が早かった。この作業について、会計年度の事務職員や保健師に、疫学調査の結果をダブルチェックしながら入力してもらうことで、ついに実現することとなる。これについては後ほど詳しく説明したいと思う。

誰も決めない

保健予防課長が１年間不在だと何が起こるのか。一番の弊害は、「誰も決めない」という状態の慢性化である。職員がいいアイデアを思いついても、実行することを決定し、組織の業務として指示・命令する人がいない。４月の１カ月間はうつ状態だったこともあり、朦朧とした頭で課長席に座っていただけであるが、とにかく職員の話を聞くことと、即断即決を心がけた。

もう一つは「誰も管理しない」である。誰がどこで何をしているかが全く把握できないので、それぞれの職員の事務量がわからない。いつ誰がどのような理由で休んでいるのかも分からない。その日の保健所事業のスケジュールや職員配置について、課全体に共有されていないし、される仕組みもなかった。

そして先ほど述べたように、これまでウェブ会議への参加が難しい状況があったため、感染症対策部及び健安研と保健所との情報共有として毎週定期的に開催されているウェブ会議に誰も出席していなかったし、課のメールアドレスに届く国や都からの通知類も共有されていなかったことから、最新情報を「誰も知らない」状態になっていた。

極端な例としては、疫学調査票の様式について、私が都庁の防疫・情報管理課長だった１月、第３波を受けて効率化を図るために、ＥＸＣＥＬ入力版としてチェックボックス式のｖｅｒ．５（ヴァージョン５）を作成し、周知したのであるが、この保健所ではその存在を知らず、４月の時点でも、空欄ばかりで細かく手書きしなければならないｖｅｒ．３（ヴァージョン３）を紙に印刷して使っている状況であった。

そのようなわけで、翌日から毎朝朝礼を行うとともに、放置されていた小型のホワイトボードを拾い集めて、課長の日程表や係員の日程表（本日の事業と配置・各種当番・休みを含む）を作り、ウェブ会議のお知らせも共有するとともに出席者を決め、誰がどこで何をしているのか、ひと目で分かるようにした。

また、週１回係長会を行い、部課長会や保健予防課会、庶務担当課長会の情報を共有することとした。代表アドレスに届く国や都からの事務連絡や通知も、２名の担当者を決めて一定のルールで管理・周知されるようになり、情報の見落としも激減した。

証明書との戦い

また、着任して早々に、多量に回ってくる決裁書類で分かったことは、保健所では「検査結果通知書」「自宅療養終了書」「濃厚接触者証明書」など、様々な行政通知を求めに応じて発行していることだった。都や国は、保健所に証明書の発行を求めないことと、いろいろな通知で言い続けていたにもかかわらず、区民からの要望に耐えきれず、断る方が手間だということで、このような対応をしていることを知って驚いた。

特に「発症日」の入った書類を求める保険会社や企業が多いらしく、本来は医療機関が診断書として発行すべきところを、保健所なら無料で出してくれるとのことで、泣きついてくるのである。

このような書類による証明問題は、後日、都議選にかかる郵便投票問題にも関係していく。結局、行政機関で書類仕事を減らすのは本当に難しい。

スタートは個別から

各市区町村が主体となって実施する新型コロナウイルスワクチンの住民接種については、10月のところで述べたように、自治体ごとに担当部署の配置が異なり、保健所内にある場合もない場合もあったが、この区では保健予防課内に担当課長と担当係員を配置して対応していた。

またこの区の特徴として、高齢者に対する住民接種を、施設に入所している者を対象とした施設接種からではなく、希望する個人を集めて行う集団接種から始めることにしていた。

ちなみにそもそも、予防接種法に基づく予防接種は自分の居住地管内の医療機関での接種が原則であったが、２０２０年から開始された風しん第５期定期接種の実施にあたり、日中は勤務地にいる働き盛り世代の接種率を上げるため、国は各自治体においてクーポン券を発行し、それを持参すれば全国どこの接種実施医療機関でも接種ができるという方式を導入した。

今でこそ当たり前のように行われている方式であるが、つい最近までなかった仕組みであり、今回のコロナワクチン接種も、この仕組みなくしては成り立たなかったと思われる。

18時からの謝罪訪問

４月のある日、75歳以上の接種予約申し込みをオンラインシステムでスタートしたところ、ログインできないという苦情が相次いだ。区がシステム業者へ事前に提供していたマスターデータ上にずれがあったために、対象者が自分のＩＤとパスワードを入力してもシステムに入れない、という事態が生じたのである。

さらに、これに対するシステム改修を行うにあたり、システム公開を止め忘れたために、改修中で予約ができないと広報したにもかかわらず、一部の人は予約できてしまったというミスも重なった。平等を期すため、この日の全ての予約をいったん取り消すこととなった。

ついては予約が取れてしまった人へ個別に謝罪することとなり、ワクチン担当が手分けして電話をかけたが、連絡がつかなかった方が約１００件あった。これらの方々に対し、訪問対応すべきだ、という意見が区議会の一部の会派から提出された。

当初は陽性者対応で忙しい保健所ではなく、地域活動を担当している別の部署での対応を想定していたところ、そもそも保健所がワクチンを担当しているのだから、保健所職員が戸別訪問するように、という指示が、夕方になって突如やってきた。

保健所内の管理職が所長室に呼び集められ、この知らせが所長の口から伝えられた。第４波の始まりの時期で、まだまだ陽性者対応が終わらない保健予防課の職員も行かなければならないのか。一方で、３課しかないこの保健所において、そのうちの保健予防課だけが免除というのは難しい状況でもあった。

かくして、終業の鐘が鳴る30分前、保健予防課事務室で事情を説明し、拒否されることを覚悟の上、これから夜間にかけて戸別訪問ができる職員はいるかと、挙手で応えてもらったところ、なんと10名以上の手が挙がった。３課の職員を合わせ、２名ずつバディを組み、自転車や庁用車で当該予約者の家を戸別訪問し、お詫びに回ることとなった。

訪問先リストの作成が遅れ、結局訪問を開始したのは18時近くになってしまったが、職員の尽力もあり、21時までに全ての訪問を終え、不在の場合は謝罪文を投函してくることができた。

当初はこのような失敗があった一方で、個人から攻めたおかげで、希望する高齢者の接種を複数の集団接種会場で同時に進めることができた。また、若年者についても同様に、予防接種票を先駆けて発送していたことから、その後急遽設置された国の大規模接種会場を利用することができ、若年層についても早期に高い接種率が確保できたのであった。

ドライアイス廃棄問題

住民接種にあたり、あらかじめ各自治体に配布・設置されたディープフリーザーに、ファイザー社製ワクチン「コミナティ」が配送され始めた。１箱には１１７０回接種分のワクチンとともに約20キロ分のドライアイスが詰められており、これを廃棄しなければならない。これが生活衛生課の仕事となっていた。

どうして生活衛生課の仕事なのかはよく分からないが、確かに一斉に二酸化炭素の白い煙が蔓延したら、近所迷惑である。当初、保健所の屋上に並べて蒸発させるという案が提示されたが、あいにく保健所には屋上のある階まで行くエレベーターがなく、誰かが階段で運ばなければならない。

20キロの箱を運ぶために各課の若手職員を動員するか、という意見が出る一方で、そもそもなぜディープフリーザーがある場所から保健所までわざわざ運んできて廃棄する必要があるのか、という意見もあり、それもそうだ、という気がしてくるなど、議論は尽きない。

結局は様々な関係部署との交渉のもと、ディープフリーザーの設置場所と保健所の中間地点にある、換気の良い建物で自然蒸発させる、ということに落ち着いた。

これって副反応ですか？

保健所には医師、保健師、看護師といった医療従事者が多数おり、また事務職でも、自宅にいる陽性者の安否確認や、検体回収や搬送など、陽性者対応に関わる者がほとんどのため、優先接種の対象として新型コロナウイルスワクチンを職員が打ち始めた。2回目のワクチンを打つようになると、年齢が低いほど副反応が強く出るといった評判が立ち、職員間の「副反応自慢（＝若さ自慢）大会」が始まった。

接種部位がいつまでも痛い、腕全体が痛い、寒気がするといった程度のものから、今までに感じたことのない倦怠感で動けなかった、40℃以上の高熱で寝込んだ、肩が上がらなくなった（実は五十肩？）、というものまで、様々であった。ともあれほとんどの職員が第5波到来までに２回接種が終わっており、陽性者は一人も出なかった。

Aか？　Bか？

そもそも予防接種法（及び定期接種実施要項）に基づく定期予防接種には、集団予防を目的としたA類疾病と、個人予防を目的としたB類疾病がある。

A類疾病の対象者は、予防接種を受けるよう務めなければならないこととされている。一方、B類疾病の予防接種対象者については、努力義務が課せられていない。

そのため、A類定期接種の対象者またはその保護者に対してはあらかじめ、予防接種の種類、予防接種を受ける期日又は期間及び場所、予防接種を受けるにあたって注意すべき事項などを、十分周知することとなっている。

一方、B類疾病の定期接種を行う際は、接種を受ける法律上の義務はなく、かつ、自らの意思で接種を希望する者のみに行うものであることを明示した上で、周知することとなっている。

現在、新型コロナワクチンの接種については、国が予防接種法の臨時接種に関する特例を設け、厚生労働大臣の指示のもと、都道府県の協力により、市町村において予防接種を実施している。このため接種にかかる費用については、国が負担することとなっているので無料である。

そもそもこのワクチンは、今後も毎年追加接種が必要なのか、どの程度の変異にまで効果があるのか、検証中である。これらの疑問に加え、ＣＯＶＩＤ－19感染後の接種は必要なのか、接種する場合にはどれくらい期間をあけるべきなのか、国の見解が具体的に示されていない。

新型コロナウイルスワクチンは発症や重症化を予防する効果があり、また、感染を予防する効果も示唆されている。今後、定期接種化される場合には、集団予防を目的にＡ類として扱われるのだろうか、それとも個人予防を目的にＢ類として扱われるのだろうか。

ともあれ、ＣＯＶＩＤ－19はワクチンだけに頼る一本足打法では太刀打ちできない相手である。

より複合的な対策を政府主導で推進していってもらいたいところであるが、その後も決め手はなく、政権とともに対応は混迷していくこととなる。

５月
常識的に考えて……

雨が私を眠らせる

２０２１年、実際の梅雨入りは６月中旬であったが、５月の東京は雨が多かった。

雨がずっと降っていれば、外出する人も多少は減るかもしれない。天候が不安定であるほど、心が落ち着いた。実際、雨が降り続く日ほど夜間のひまわりからの通報も少なく、よく眠れたのである。

雨がこのまま降り止まなければいいと何度も思った。

ここまで分かっているはずなのに

感染症の３要素といえば、「感染源」「感染経路」「感受性宿主」である。

「感染源」とは病原体を持ち、人へ感染させる原因となる陽性者のことを示すが、病原体そのものの性質とか、陽性者の症状、実行再生数で代表される感染力といった要素も含まれる。

これについていえば、ＳＡＲＳ－ＣｏＶ－２に感染した場合、発症する人は約８割で、２割弱の人だけが人に感染させている、というところまで分かっている。また、ＳＡＲＳと同じように、１人の人から多数の人に感染させる「スーパースプレッダー（super spredder）」あるいは「スーパースプレッディングイベント」が存在することも分かっている。

一方で、どのような人がクラスターの発端となりうるのかは解明されておらず、予見できない。さらにいえば、繰り返しになるが、ＳＡＲＳ－ＣｏＶ－２ウイルスそのものが、どの自然宿主から、どのように人に感染するようになったのか、自然界でどのような循環を繰り返しているのかについては、インフルエンザウイルスほどには解明されておらず、変異が病態や免疫性に及ぼす影響についても研究途上である。

また、「感染経路」については、飛沫感染が主体であることが分かっており、ユニバーサルマスキングや３密を避ける行動、「５つの生活様式」などが、一定の効果を持つ。

ただ、社会経済活動に即して定着し得る感染防御方法をどう徹底し、感染を可能な限り減らしていくかについては、引き続き検討の余地があるだろう。

感染を受ける側の「感受性宿主」については、高齢者や基礎疾患を持つ者において明らかにリスクが高いこと、子どもは軽症であること、重症化予防にはワクチン接種が有効であることなどが分かっている。

ここまで分かっているにもかかわらず、一般常識を超えて、対策方針や施策決断が迷走し続けているのは、陽性者数が多く、社会に与えるインパクトが大きいゆえに、政治活動に感染症対策が利用されてしまうからであろう。

まん延する「辞めたい病」

ゴールデンウィークの第4波を受け、保健所に「辞めたい病」がまん延し始めた。

去年からの切れ目ない対応に、いい加減疲れたという不満。オリンピック・パラリンピック開催か否か、煮え切らない政府への不満。開催された場合、到来するであろう第5波に対する不安。様々な専門家が予想する第5波のピークについて、実際どこまで増えるのだろうかという不安。ワクチン接種以外まん延防止策が何もないことに対する不安……。

変異株の脅威がマスコミを騒がしている最中に、イベントの中でも国際的に多数の人が移動するような大規模イベントの開催について、政府はどう考えているのか。少なくとも国民ではない、誰の何の必要性で判断されるのか。なぜ今なのか。今でないならいつなのか。常識的に考えれば、もっと合理的な判断があるべきと、誰もが思う。

こんなに常識の通用しない、不安定な状況で、最前線に立たされ続けている保健所にいる職員にしてみれば、とにかくここから逃げ出して、1、2カ月どこかでぼーっと過ごしたいと思うのは自然なことだろう。

疲れきった人々

公衆衛生医も同様である。ＣＯＶＩＤ－19の発生以来、日中も夜間もどれだけ痛めつけられれば済むのだろうか。

一般の人々が緊急事態宣言疲れだといっているのも分からないではないが、こちらは本来の陽性者対応や疫学調査に加えて、「ひまわり」による睡眠不足や、議員対応・マスコミ対応・苦情処理などによる心理的ストレスといった、心身に実害のある疲労が蓄積しているのである。

そしてこのままＣＯＶＩＤ－19が収束せず、年度末にはまたもや医師や保健師の退職者が多量に出るのではないかといった、来年度という将来に対する漠然とした不安もあった。

広がる変異株

ＷＨＯは変異株の呼び名について、最初に検出された国名を使用していたところ、ギリシャ語のアルファベットに変更し、英国で最初に検出された変異株についてはアルファ株（B.1.1.7系統の変異株）、インドで最初に検出された変異株についてはデルタ株（B.1.617系統の変異株）と定義して、状況を公表するようになった。

しかし、国内における変異株に対するマスコミの取り上げ方は、エスカレートするばかりであった。変異の影響について、インフルエンザの場合は、薬剤耐性株が課題となったが、今回はワクチンの効果との戦いになるであろうとの予測もあった。

都内においてはほぼアルファ株に置き換わった後、今度は徐々にデルタ株が増え始めた。

変異株の影響について、明らかに第３波までと異なると、保健所レベルで感じていることとしては、感染力の強さであった。以前は家庭内隔離では感染せずに潜伏期間を乗りきる例もそれなりにあったが、第４波以降、同居者はほぼ全滅であり、直接の接触がなくとも、感染している例がほとんどであった。そのため、一つ屋根の下にいる場合は全て濃厚接触者として対応していた。

全ての現象は確率分布する

地域には地域なりの個別の課題があり、管轄する保健所としては、少しずつでも解消していかなければならない。管内の医療機関で、昨年度発生した院内感染を恐れて、陽性者が療養終了となっていても隔離をなかなか終了しないところがあった。また、感染した場合、リハビリなどのために外来に行きたくても、１カ月間は来ないようにと断られたという、患者からの問い合わせもあった。

該当する医療機関へ訪問したところ、国の通知のレベルのエビデンスでは医療機関を守ることはできないとして、独自のルールを厳守していた。

国の療養解除に係る通知の根拠となったＣＤＣの論文では、確かに標準的な期間を超えてウイルスの培養が陽性となっていたサンプルも記されていたが、「全ての現象は確率分布する」という統計の基本を忘れてはいけない。潜伏期間を14日間、療養期間10日間と標準化したところで、±２ＳＤに分布する症例は全く０にはならない。全ての自然現象が確率分布するので、必ず少数だが14日以降に発症したり、10日以上も症状が続いたりする人が存在するのである。

安全と安心は、本来異なる次元の問題である。必要な対策は全てを締め出すことではなく、そのような標準を逸脱するような事例があったとしても、感染が拡大しないための平時からの各職員の感染予防策が徹底されていることなのである。

たんぽぽのちえ

都庁時代の標準勤務開始時間は9時となっていたが、不夜城生活のために起きられず、朝は出勤ギリギリに起きる毎日であった。そのため子どもたちと顔を合わせる機会はほとんどなかった。

一方、特別区の保健所は8時30分からとなっており、加えて通勤時間が長くなったため、起床時間が子どもと同じくらい早くなった。

それをいいことに、小学生の娘は毎朝、嬉しそうに「宿題の音読を聞いて！」と迫ってくる。様々な教科書やプリントに掲載された詩や物語、説明文などの音読を聞かされる中で、国語の教科書の「たんぽぽのちえ」という文章があった。

たんぽぽは春になると花を咲かせ、花が枯れた後、いったんぐったりと茎が地面に倒れてしまう。しかしそれは枯れてしまったのではなく、その間にエネルギーを蓄え、種を生産しているのである。そして準備が整うと、天気の良い日に再びすくっと起き上がり、茎はぐんぐん伸びて高くなり、綿毛を開いて種を遠くに飛ばすのである。

この文章の音読を毎日聞くうち、ちょうどこの季節に咲き誇っている黄色いたんぽぽや、きれいに開いた真っ白い綿毛を見るたびに、自分もたんぽぽなのだ、今はぐったりと倒れているけれど、いつか起き上がる日に備えてエネルギーを貯めよう、という心境になった。

そのようなわけで、もっぱら自由な時間は読書と映画鑑賞と執筆活動に励み、光文社新書『文学こそ最高の教養である』のおかげで、『ペストの記憶』（研究社）や『方丈記』（光文社古典新訳文庫）をはじめ、その他の、今なお新しい知見に富んだ素晴らしい古典文学に出会うことができた。

森の中ではない道を歩かせてください

そもそも感染症対策は、何が起こるか分からない薄暗い森の中で、湿った空気に冷や冷やされながら、暗中模索で探検するようなものではないと思う。感染症法やエビデンスに基づいて、淡々と進めるべきものである。

とにかく保健所職員の誰もが思っているのは、今は道に迷わず、ゴールが見えなくとも、まっすぐに続く１本の道を走っていきたいということだ。何本もある道を誰にも決められず、矢印もなく歩くのは、少なくとも勘弁してほしい。この道でいいの？　と、思いながらも、この道しかないから行くのだというあきらめにも似た信念を持って、進んでいきたいのだ。

上に上る道ではなく、平坦だがまっすぐで、時には曲がりくねっていることも、凸凹のことも、先が見えないこともあるけれど、そんな明るい日にさらされ続ける道でいい。時には浜辺で空中攻撃にさらされ、砂に顔をうずめながらでも、とにかく前を目指して歩いていく。今は毎日やることがあって、それをこなしていくのが精いっぱいだから、暗い森の中でくまさんとかに出会って、踊ったりして、迷っている場合ではない。

そもそも少なくとも「感染症」を相手にしているのだから、いやだいやだと思いつつも、ひとまず「感染症法」に基づき信じた道をまっすぐ歩いてきたのであり、これからオリパラ開催などでさらに迷走することなく、しばらくの間、ぶれない自分でいたい。それが私たち保健所職員の思いである。

6月——検証してみた。

保健所ユーザーレビューアー

第4波を受け、これまで自分も一緒に都庁で立ち上げてきた事業について、今度は保健所で実際に活用する立場になると、否が応でも粗が見える。経緯を知っているだけに、文句も言いたくなる。

本当に小姑のようで嫌だが、以前のポジションゆえに、他の公衆衛生医師からも、「この人なら都に何か言ってくれるのではないか」と期待の目で見られており、いろいろと告げ口されるので、現在の都庁の担当者に言わないわけにはだんだんいかなくなってくる。

一方で、これまで言われる側だった時の気持ちもよく分かるので、非常に複雑な心境である。

「N」の問題

単純にいうならば、最前線である保健所でのＣＯＶＩＤ－19対応業務は、新規陽性者数（疫学ではサンプル数を示すnumberの頭文字をとってＮと呼ぶ）に純粋に依存している。

第１波以降、１例発生ごとに行う対応（「第１章　１月」の参考資料を参照のこと）、つまり「発生届の処理→勧告→疫学調査→濃厚接触者の特定・検査→入院・宿泊・自宅療養のいずれかの決定とその後の調整→健康観察→療養解除」といった流れはある程度整い、と全体で様式が整い、マニュアル化・システム化されながら整理された。

これにより、外部委託化もしくは他部署への対応依頼などにより分担され、効率化され、目詰まりを起こしにくくなり、一日１００件程度の発生までには耐えられるようになった。

24時間３６５日対応問題

各保健所は少ない人員の中、通常の時間帯に出勤する者と、時差勤務で出勤し、22時近くまで保健所に残って対応する遅番、当直、在宅勤務の者を作るなど、様々なシフトを組んで対応してきた。土日もほとんどの保健所が当番制を組むなどして出勤し、新規陽性者などへの対応を行っている。

夜間については、ひまわり担当の当番制、夜間連絡網の整理、夜間入院調整窓口の利用、フォローアップセンターによる自宅療養者専用医療相談や夜間往診システムなどを活用しつつ、以前より負担は軽減され、なんとか対応できるようになってきた。

とはいえ、都庁のように、終電ぎりぎりまで職場で仲間と仕事をし、短時間でも家に帰ってしっかり眠れるという生活の辛さと、保健所のように、それなりの時間に家に帰れるが、一人でいつ起こされるか分からないという不安を抱えながら毎晩過ごすという生活の辛さは、甲乙つけがたい。どちらも「持続可能か」という点からすれば、働き方として疑問が残る。

「電話がつながらない」問題

業務の中でとにかく一番時間を取られるのは、電話対応である。

保健所にかかってくる電話は、内容ごとに、都や国の「新型コロナコールセンター」「発熱相談センター」「自宅療養者専用医療相談」「新型コロナワクチンコールセンター」「副反応相談センター」などにも振り分けられるようになり、また、各保健所においても、派遣会社の医療職などを活用したコールセンターを整備したり、地区医師会との直通電話を設けることなどで、少なくとも電話が一日中つながらない、といった状況は避けられるようになった。

また、夜間休日の他自治体からの連絡は、ひまわりを経由せず、直接各保健所の当番が受けること、医療機関からの発生届はＨＥＲ－ＳＹＳを原則とし、その場合、ひまわり経由の保健所への連絡は不要としたことなどにより、ひまわりへの架電を少しでも減らす努力が積み重ねられ、ひまわりの電話がつながらないという状況もだいぶ回避されるようになった。

ＨＥＲ－ＳＹＳ隊の活躍（情報共有の簡素化）

電話やＦＡＸという連絡手段そのものをメールやシステムに置き換えて効率化することにも尽力した。

ＨＥＲ－ＳＹＳの導入により、都と保健所間のＦＡＸが一日中つながらないとか、ＦＡＸの送受信記録が確認できない、といった状況は回避されるようになった。

また、これまで医療機関所在地と、患者の住民票登録地と、現在の居所が異なる場合の、保健所間で実施していた発生届の転送作業もＨＥＲ－ＳＹＳ上でできるようになった。これに加え、HER-SYSの「ID管理タブ」の入力項目に、情報提供したい内容を記載して、情報提供したい保健所を関係保健所として登録することで、情報を共有する、という対応も、HER-SYS入力担当の職員の発案で、開始することができた。

様々な課題があったものの、実際のところ、HER-SYSを活用することで、発生届の内容の迅速な情報共有などが可能となったのである。

加えて今の保健所では、疫学調査票も電子ファイル化されたことで、必要な時にすぐ情報提供ができ、データのバックアップも取られるようになったことから、紙保存が格段に減って事務室が広くなった。

陽性者の移送・居所確保の問題

陽性者の移送・搬送について、第1波以来、民間救急搬送業者の数は増え、加えて陰圧車両を活用したタクシーの利用、病院間搬送への民間救急コールセンターの活用なども進み、各保健所が庁用車で搬送する機会は減った。

また、もともと居所を持たない旅行者が陽性になった場合や、陽性になったがためにシェアハウスや社員寮を追い出された人などについて、都が一定数、即日入院・入所できる医療機関やホテルを確保することにより、居場所難民の数も減った。

濃厚接触認定問題

今のところウイルスがどんなに変異しようと、国は濃厚接触者の定義を変えていない。濃厚接触者の定義は医療専門職でなくても理解できる定義である。そのため高齢者施設、障がい者施設、保育園や学校などでは、接触者のリストを作成した後、自分たちである程度濃厚接触者を絞り込んでから、保健所へ相談してもらう体制を整えたとともに、企業や事業所についても、健康管理者が濃厚接触者の有無の確認と、その後の健康観察などについて、一定の対応ができるようになってきた。

また、医療機関においては「医師の判断に基づく保険診療の行政検査」で対応することをお願いし続け、無症状の人の検査を行わないとか、保健所の認定した濃厚接触者にしか対応しない、といった医療機関は減りつつある。

「スカスカの発生届」問題

そもそも陽性者の療養方針の決定は、診断をした医師が行うものである。そのため法改正後の発生届には、重症化リスクの判断材料となる基礎疾患の有無や入院の必要性の有無など、「診療の手引き」に基づき判定すべき項目が追加されたが、空欄で提出してくる医療機関が多く、結局保健所が一から陽性者に聞き取りを行い、療養方針を決定しなければならない状況になっている。

また、検査しかしない、発生届もほとんど空欄で遅れて提出、陽性結果は対象者へメールで通知、今後の対応の説明は一切なし、という、「結果丸投げ医療機関」については、「第3章　2月」で述べたとおり、以前より課題であったが、発生件数が増えるにつれ、これに付随した「居所不明問題」「連絡がつかない問題」などが深刻化することとなる。

自宅療養者の救急要請問題

フォローアップセンターで健康観察対象となった自宅療養者にはパルスオキシメーターが配布され、各保健所でも多数のパルスオキシメーターの在庫を持ち、必要な方には配布するようになったことから、呼吸状態の客観評価ができるようになった。これに加え、病状が悪そうな場合には、家庭訪問などによりその場で測定してもらってすぐに入院が必要化を判断する、といった対応もできるようになった。

第４波を受けて、医師会や事業者を通じた往診やオンライン診療も整備され、薬剤師会や民間薬局などの協力により、処方薬の自宅配送も実現した。また、酸素濃縮器の配送についても体制が整えられた。２００９年の新型インフルエンザＡ（Ｈ１Ｎ１）発生時には実行に至っていなかった遠隔診療は、具体的に活用され、役割を立派に果たす段階になったのである。

一方で、フォローアップセンターに24時間対応の医療相談窓口ができたものの、相談者が苦しいと訴えると、オンコール（当直）の医師に相談せず、全て救急要請するよう指示している状況があった。このため、救急隊から保健所が「なぜこんな軽症者に救急要請しろといったのか」と怒られる、という事態も生じていた。

そしてこれはその後、Ｎの急増した第５波において、軽症者から重症者までの自宅療養者による救急要請急増という、別の意味でも大きな問題となる。

「不要不急」の問題——投票は国民の義務？

第４波の最中、７月４日（日）の都議会議員選挙の日程が迫ってくると、宿泊療養者と自宅療養者の選挙権問題が急浮上した。そのため各保健所は、「選挙管理委員会事務局」という、普段保健所とはほとんど付き合いのない部署から、打ち合わせの申し入れを受けることになった。

2月に感染症法が改正された際、陽性者に対し、努力義務として、宿泊・自宅療養への協力要請ができることが明記され、この要請に従わない場合は、入院勧告できる旨も規定された（法26条第2項、法46条第1項）。この「療養要請に従わなかった」ことを証明するため、「そもそも法に基づく療養を要請した」ことを証明する書類の発行について、施行規則の改正も行われた。

これについて、都の防疫担当では、陽性者全員に発行が必須のものなのか、改正時から国に問い合わせを行っていた。もし保健所が自宅療養を指示した者全員にこのような書類を作成して交付しなければならないことになると、その事務量は膨大となるからである。

今回この書類問題が急浮上したのは、これまで身体障害者手帳もしくは戦傷病者手帳を持っている方などが対象になっていた「郵便等による不在者投票制度」を、COVID－19の自宅療養者にも適応する、という動きが生じたからである。

郵便等による不在者投票制度では、投票の前に、郵便等による不在者投票の対象であることを証明する「郵便等投票証明書」の交付を、市区町村の選挙管理委員会に申請する必要がある。その申請にあたり、「COVID−19の感染により自宅療養中であることを証明する何らかの書類」が必要だという状況になった。

国や都内部での調整、保健所長会や課長会での説明なども含め、紆余曲折の挙げ句、感染症法26条第2項に基づく書類を不在者投票のための証明書として発行することは行わないこととなり、代わりに各保健所が把握している陽性者のうち、郵送による不在者投票の対象となる者の名簿を選挙管理委員会に情報提供するなどで対応することとなった。

ここまで時間と労力を要して調整したにもかかわらず、結局のところこの郵送による不在者投票を利用した区民はほんの数名に過ぎなかった。

「不要不急」の概念は人によって異なる。選挙は国民の義務であるとして日本国憲法にも記載されているので、「選挙は不要不急ではない」という概念は共通理解が得られやすい。

一方で、たとえば競馬や競輪、パチンコは、一般的には娯楽の一種であるとして不要不急だと思うが、これらで生計を立てている人にとっては、不要不急ではないだろう。また保健所職員にとって東京オリンピック・パラリンピック大会は不要不急であるが、各個人にしてみればスポーツ観戦の好き嫌いはあるだろうし、チケットが当たったかどうかも関係する。それ以前に、もはや開催するかどうかは、国際的な政治の問題に発展していた。

不都合な真実

ＣＯＶＩＤ－19発生以降、様々な提言が行われる中、ついに6月18日、政府対策本部と組織委員会宛てに、新型コロナウイルス感染症対策分科会専門家有志による「２０２０年東京オリンピック・パラリンピック競技大会開催に伴う新型コロナウイルス感染症拡大リスクに関する提言」が提出された。

これらの提言はある意味、政治家にとっては不都合であろう。とはいえ、専門家も公衆衛生医師も、理想を抱きつつも現実主義者であり、夢想家ではない。常識的に考えて、オリンピック・パラリンピック開催に違和感を持たない者はおらず、中止になることを祈らない者はいなかった。

とはいえ結局この願いは、その後、虚しく響くこととなる。

7月

開催までの短距離走

コロナ発生前の世界

もう誰も覚えていないかもしれないが、２０１８年から２０１９年にかけて都内で流行していた感染症は「風しん」だった。風しんは２０１３年の流行から5年経過し、再び、過去に定期予防接種の対象とならなかった成人男性を中心として流行が起きていたのである。

このため、国は２０２０年東京大会も踏まえ、日本から風しんを排除することを目指し、成人男性向けの抗体検査と予防接種プログラム（第5期定期予防接種）を全国展開していた。こうした中、都も保健所も、風しん排除に向け、どうやって働き盛り世代のワクチン接種率を上げればいいのか、悩んでいた。

また、東京都は２０２０年東京大会のシミュレーションとして、２０１９年のラグビーワールドカップ開催期間中、毎日、都内の感染症情報を集約した日報（デイリーレポート）を作成し、保健所とウェブ会議をするという訓練を行った。ラグビーワールドカップ開催期間中、大会関係者での感染症の発生はなく、終了後に外国人観客から１件、髄膜炎菌による髄膜炎の症例が報告されただけだった。

　ボーイスカウトジャンボリーやロンドン五輪の経験などから、国立感染症研究所がマスギャザリング（一定期間、限定された地域において、同一目的で集合した多人数の集団）における感染症として注意喚起していた感染症の一つが髄膜炎菌感染症であり、世界中から集まる観客の中に、おそらく症状のない保菌者なども含まれることから、集団感染も生じうるであろう、というリスクへの備えだった。

　ほぼ想定どおりの感染症が単発の発生で済んだと、都庁感染症対策課も保健所も、マスギャザリングにおける感染症の発生について、ある程度は覚悟はしていたものの、ひとまずは乗りきれそうだとの見通しを持っていた。

　そうして２０２０年の夏を翌年に控えた２０１９年は、区や都から組織委員会に派遣された職員と飲み会などで情報交換しつつ、少なくとも初冬まで、平和な日々を満喫していたのである。

ところが、２０１９年の終わりは、２００２年の終わりと同じように、「原因不明の肺炎の流行」という不穏な雰囲気に染められ、２０２０年、ＣＯＶＩＤ－19という化け物となって世界を襲ったのである。

スポーツイベントには興味がありません

そもそも一個人としていうと、私はもともと「スポーツ観戦」というものに全く興味がない人間である。嫌いなものは何かと聞かれれば、「人がたくさん集まっているところ」と答えるような自分が、競技場などに行くことはないし、招待券をもらってもだいたい人にあげるか無駄にしてしまうことばかりで、Ｊリーグともプロ野球とも全く縁のない人生を歩んできた。

１９９８年の冬季長野オリンピックの開催期間は、腎臓内科へのローテーション研修中だった。劇症型肺炎球菌感染症で入院となり、緊急に透析を導入することとなった働き盛りの男性の担当となり、ＩＣＵで１週間、寝ずの番で過ごすことになった。

たまたま昼食にフラフラと職員食堂に行ってみると、ちょうどオリンピックのスキー・ジャンプで盛り上がっており、「荻原、飛んだ!!」などとみな拍手をしたりしていたが、自分は朦朧とした頭で、雪だらけの画面同様、気分はすっかり白けきっていたのを覚えている。

２００２年のサッカー・ＦＩＦＡワールドカップ日韓大会開催の際は、特別区の保健所に係長として勤務していたが、各国からやってくる観客によって持ち込まれる可能性がある感染症への対策に加え、フーリガン（熱狂的なファン）による暴力行為の対策も同時に行う「健康危機管理対策」と称して作られた、医師・保健師各１名で組んだ24時間連絡体制に３日ごとに組み込まれた（当時、所長を除くと、区内に公衆衛生医師はやはり３名しかいなかったのである）。

加えて前年の９月11日にニューヨーク・ワールドトレードセンターに飛行機が２台突っ込み、その後に「炭疽菌」が封入された容器の入った封筒が各所に送りつけられたことから、生物兵器による国際的なテロ——いわゆる「バイオテロリズム」が現実に起こりうるとして、その次に可能性が高いといわれている「天然痘によるテロリズム」防止が対策の中に大きく掲げられた。

この際は限りなく０に近い待機であったが、今回のＣＯＶＩＤ-19に係るひまわり対応はそういうわけにはいかない。２００１年から技術は進歩し、自分は係長から課長に昇進したはずなのに、オンコール（緊急に備えて夜間休日に待機していること）は毎日と、悪化しているのはどういうことだろう。

説明者がいっぱい

開催まで50日を切り、本当に中止はないのだということが認識され始めると、やっと具体的な対応について次々と説明会が始まった。

関係者は内閣官房、外務省、厚生労働省、組織委員会の中に設置された感染症対策センター、感染症対策部防疫・情報管理課の中に設置された防疫・情報総合調整センター及び東京2020大会保健衛生支援東京拠点、そして健安研疫学担当。同じことを説明しても少しずつ違うというのはよくあることである。

感染症法以外のルール？

2月の感染症法改正により、濃厚接触者には自宅待機者、外出自粛の要請を行うこととなっている。一方で、今回の国の説明では、選手は濃厚接触でも、相手のチームの許可があれば、試合に参加していい、という解釈だとの説明があった。

日本の法律である感染症法について、保健所の通常業務での解釈とは異なるのであれば、それはもはや感染症法ではないのでは？　と思ってしまうのは当然である。ウェブ会議に参加していた保健所からの質疑では、濃厚接触者への説明が混乱するので、むしろ選手村や競技場といったバブルの中では、全く別のルールであるとして説明した上で対応してもらった方が分かりやすいし、誤解も招かないのでは、といった意見もあった。

バブルの中のバブル

日本以外にも流行が拡大している国々がある状況において、世界各国から選手団が来るということは、壮大な変異ウイルス混合実験場になるのではないだろうか、という意見もあった。とはいえ、検疫所での検査は抗原定量検査のため、すぐに株を同定することはできない。

都は、もはや大半を占めているデルタ株にこだわり続け、判明した際の入力を保健所に求め続けている。防疫・情報管理課長による記者説明も意味があるように思えないが、４月以降延々と続いており、保健所の防疫対応支援に手が回らないという。

伝言ゲーム世界選手権

保育園や幼稚園の余興で子どもたちが「伝言ゲーム」をやると、「まさかそんなことは間違えないだろう」というような言い間違いが生じて場が盛り上がる、というのはよくある光景であるが、それとあまり変わらない状況が生じていた。

関係者間での情報共有は必要だが、組織委員会や防疫担当から伝えられた内容が事実と著しく異なっていたり、伝える人の解釈が加わって別の意味に取られたりといったことが、開催前から、予選会場のある地域の保健所や大会関係者の宿泊ホテルのある地域の保健所などにおいて、すでに起きていたのである。

たとえば、自分で予約したホテルに滞在中に陽性となった大会関係者を、移動させるかどうかについて、一方は「移動させなくてよい」と言ったといい、もう一方は「必ず移動させるように」と言った、という。「移動先のホテルは都が調整すると聞いた」という人もいれば、「本人が希望するホテルでよいと聞いた」という人もいる。

また、「大会関係者が自費検査をしたと言っている。結果が陽性になった際の対応を聞きたい」という問い合わせのあった対象者について、確認してみると、数日前にすでに発生届が提出され「宿泊療養中」となっている、といったこともあり、何を信じていいのかよく分からない状況となっていた。

来るべき世界

そうこうするうちに、東京都の新規陽性者数は、7月27日2889人、28日3234人、31日4143人と最高数を更新し続けた。各保健所の新規陽性者数も、いったん100を超えてしまうと、翌日以降、それ以下になることはなかった。

ついにオーバーシュートが東京にもやってきたのだった。

８月　最後の聖戦

幻の「チケットフォルダー向けガイドライン」

陽性者の増加は止まらず、７月12日に４回目の緊急事態宣言が発出された。６月に前述の新型コロナウイルス感染症対策分科会専門家有志による「２０２０年東京オリンピック・パラリンピック競技大会開催に伴う新型コロナウイルス感染症拡大リスクに関する提言」の中で、観客の収容については、

・観客数について、現行の大規模イベント開催基準よりも厳しい基準の採用
・観客は、都道府県を超えた人々の人流・接触機会を抑制するために、開催地の人に限る

こと、さらに移動経路を含めて感染対策ができるような人々に限ること
・感染拡大・医療ひっ迫の予兆が探知される場合には、事態が深刻化しないように時機を逸しないで無観客とすること

とされていたこともあり、この「名を捨てて実を取る作戦」が成功したのか、ついに東京オリンピック競技大会は無観客での開催となった。

本気のしるし

7月23日にオリンピックが開幕すると、連日ニュースはメダルの数のことばかりになり、ＣＯＶＩＤ－19関連の報道は姿を消した。無観客になったものの、市中感染は一向に収まらず、都の１日の新規陽性者数は最多を更新し続け、第３波の最高値である２５２０人を超え、４０００を超えても、ほとんど報道されず、国も都も、すでに出された緊急事態宣言以上のことは何もしなかった。

そしてオリンピックが一段落しつつあった８月３日、医療体制のひっ迫は避けられないとして、国から「現下の感染拡大を踏まえた患者療養の考え方について（要請）」という通知

が出され、「入院は重症者に限定、自宅療養が原則」となったが、感染拡大を防止する策については何も言及がなかった。

もはや誰も本気で陽性者数を減らそうとしていなかった。

救急車のサイレンが鳴り止まない街

陽性者の急増に伴い、医療機関も宿泊療養施設もあっという間にいっぱいになった。自宅療養者が増え続けた結果、７月28日、突如フォローアップセンターは30歳以上の陽性者の健康観察には対応しないという方針を打ち出した。

これにより、自宅療養者に係る対応の負担割合が、フォローアップセンター６割、保健所４割だったところ、フォローアップセンター４割、保健所６割と逆転し、一気に健康観察と療養終了判断などの負担が増大した。

そして自宅療養者からの救急要請も激増し、昼夜問わず、都内のどこを歩いていても、救急車のサイレン音が鳴り止まない世界となった。夜間の救急車の出動数の分だけ公衆衛生医師が眠れない日々が、再び、前回よりもより深刻化した状況において、始まったのである。

ノクターナル・アニマルズ

第3章で話したとおり、ひまわりの対応者はほとんどの保健所で管理職の医師であり、夜間入院調整窓口が設置されたものの、相変わらず、COVID-19の発生届が受理され勧告を受けている陽性者については、入院の要否に係る医学的判断を救急隊が保健所に求めてくる状態のままであった。

各保健所の保健予防課長は一晩中、ひまわり・消防庁・救急隊・夜間入院調整窓口とのやり取りを行い続けるノクターナル（夜行性）の生活が始まった。ある一夜の対応の一部を例に挙げると、

○20代女性：動悸と息苦しさの訴え。手足が痺れるという。熱はなく、SpO2は100%で過呼吸の疑いが高いため、救急隊に様子を見てもらい、落ち着いたら撤収とする。
○20代男性：発熱のみ。SpO2低下は見られず、その他のバイタルサインも正常のため、不搬送となる。ひとまず手持ちの解熱剤を内服してもらう。
○30代男性：嘔吐、下痢。バイタルサイン正常。こまめな水分摂取をお願いし、不搬送とする。

○40代女性：発熱、呼吸苦、ＳｐＯ２の低下。今のところ96％前後を保っているため、夜間は経過観察として不搬送。朝保健所から健康確認の電話予定とする。

○30代男性：発熱、呼吸苦、ＳｐＯ２は93％前後。夜間入院調整窓口に紹介するも入院先は見つからず。朝保健所から連絡し、酸素濃縮器の配送と往診を調整する旨を伝え、ＳｐＯ２が90％を切るようなことがあればすぐに救急要請するよう伝え、いったん救急隊は撤収となる。

○40代男性、ネパール国籍：解熱剤や咳止めなどの薬がほしいので救急車を要請。バイタルサインに問題なし。朝以降に電話診療を調整することとして不搬送とする。

○50代男性：発熱、呼吸苦、ＳｐＯ２が80％台まで低下していたため、すでに救急隊により酸素６Ｌで投与開始。消防庁・夜間入院調整窓口双方で病院を総当たりしても入院先は見つからず。酸素投与を継続するため、救急車が何台も交代することとなる。

夜が更けるとともに、重症度も増していく気がする。

眠れない夜はいったいいつまで続くのだろう。

フェーズ５宣言

「第４章　４月」の部分で書いたとおり、この保健所は２０２０年度の１年間、公衆衛生医師の保健予防課長が不在だったため、保健所長が議会対応から現場の指示、ひまわり対応まで、実務の全てを担っていた。そのため対応しきれない様々な事態も生じ、区本庁への応援要請もままならない状況であった。

　このため区は、保健所に保健予防課長を確保するとともに、部長級の事務職である保健所次長を新設し、陽性者が急増した際のハード・ソフト面の応援体制の整備、それに伴う区関係部署との調整や区議会への説明などについて対応させることとした。

　４月、保健予防課長として赴任した自分はうつ状態で頭が朦朧としている中、幹部職員による保健所応援人員体制計画は着々と策定され、新規陽性者数を基準としたフェーズ１から５までを想定し、事務職や保健師の応援要請数が決定された。

　この保健所では第３波の時、瞬間風速的に１日だけ最大陽性者数１５１を記録したが、その後急速に陽性者数が減少した。第４波では７日間平均の新規陽性者数が１００を超えることはなく、フェーズ３で終わっていた。

　今回の第５波は、７月末に陽性者がいったん１００を超え始めると、減ることなく推移し

150を超え、区役所から事務職の応援を依頼するフェーズ4に突入した。

そして陽性者数はその後も減ることなく150、170とのぼり続け、200を連続2日超える時点でついにフェーズ5を宣言し、想定していた最大級の応援要請を行うこととなった。

レベル2の攻略方法

確かにワクチンはゲームチェンジャーとなったが、その分、ゲームは「誰に重症化リスクがあるのか分からない」という新たな段階へとレベルアップした。

優先順位づけの臨時対応を発出した第3波のピーク時には、重症化リスクがある者は、「高齢者」や「基礎疾患を有する者」であった。これらの人々にワクチン接種が行き届き、若年層を直撃したデルタ株を中心とした第5波では、たとえ30代で基礎疾患がなくとも、7日目以降に急激に悪化する場合があった。事前に宿泊療養などで酸素投与ができる状況になっていればいいが、自宅療養中の発見は難しく、SpO2が90%まで下がるといった、かなり悪い状態になってからあわてて入院調整しても、病院が見つからない。

なかなかリスク要因が定まらず、各陽性者の療養方針が決定しづらい上に、ホテルや病床数がひっ迫し、予定どおりに入所・入院させられないうちに、本人や家族の気が変わったり、重症化したり、苦情が絶えない。

また、とにかく1日に発生する陽性者の数が多すぎて、その日中に全員に連絡が取れない上に、活動性が高い若年層は、数日電話をかけ続けても連絡がつかないことがある。全容が把握できない状況が続いた。

何をいまさら

8月3日に国から「入院は重症者に限定、自宅療養が原則」という方針が示された。「第3章　2月」で述べたように、法改正してまで「原則、入院もしくは宿泊療養」「宿泊療養・自宅療養の協力の求めに応じない者は措置入院の対象（医療費は自己負担）」としたにもかかわらず、今や「自宅療養が原則」と切り替わってしまったのである。その上、フォローアップセンターの健康観察はリスクの低い30歳未満しか対応しないという。何をいまさら保健所支援というのだろう。

保健所が管理する自宅療養者が増えると、健康観察だけでなく、療養終了の判定についても負担が増え、10日を過ぎても熱が下がらない人、熱はないがＳｐＯ２が上がらない人、頑固な咳が続く人などは、再燃として対応するのか、後遺症として対応するのか、様々な判断と医療機関調整が必要になってきた。

また、陽性者が１００人を超えてくると、全員に対して同居者や付き合っている人など濃厚接触者を聞き、連絡先を聞き、職業を聞き、職場や学校を聞き、そこで行われている感染予防対策を聞く、ということはいちいちやっていられない状況になる。これだけまん延している状態になると、一つ屋根の下の同居者にはほとんど感染している状況であり、いまさらいちいち接触状況を調査しなくても、濃厚接触者である。

それ以外についても、感染力の強いデルタ株が主の状況では、密な環境では空気感染に近い状態も存在しており、自称濃厚接触者は全て濃厚接触者として何も問題ない。いちいち区のＰＣＲセンターで対応するよりも、濃厚接触者には保険診療の行政検査で対応している医療機関を紹介し、それぞれ速やかに受診し検査をする方が早いという状況になった。

何もそこまで

再び保健所の電話が鳴り止まなくなってきた。

ひとまず１回でも連絡のついた人には、勧告と外出自粛・就労制限を伝え、何かあれば保健所のコールセンターか、フォローアップセンターの医療相談へと言い、それぞれの電話番号を伝える。健康観察はＨＥＲ－ＳＹＳによる健康観察「Ｍｙ ＨＥＲ－ＳＹＳ」を導入し、入力先のＵＲＬを送信し、自分で体温や症状の有無を入力してもらう方式に変更した。

しかし、毎日、ＨＥＲ－ＳＹＳに入力された情報を確認して健康観察の連絡ができる状況ではない。連絡がないと心配になった人、症状の変化などで心配になった人、濃厚接触者についての質問など、電話が増えるのは自明の理である。

鳴り止まない電話に対応するため、派遣職員は疫学調査よりも電話対応に集中してもらうこととなるが、そうなると疫学調査が進まない、という悪循環に陥ることとなり、翌日への積み残し作業が膨らみ始めた。

何が何だか

感染拡大に伴い、再び在日外国人のコミュニティへ感染が拡大した。

日本語でのコミュニケーションが難しい人はすぐ救急要請しがちであり、また、症状の悪化もうまく伝えられないことが多いため、優先して宿泊療養やフォローアップセンターの対象として調整する。

また、これまではあまり感染がなかった、おそらく他の人より普段から感染には気を遣っている人々の層にまで感染が広がった。具体的には、妊婦や、基礎疾患として免疫の低下するＨＩＶ感染や膠原病のような疾患を持つ陽性者も散見するようになった。このように明らかに重症化のリスクが高いと判断できる場合には、年齢を問わず軽症であっても入院の対象となる。

一方で、それ以外の陽性者の調査に優先順位をつけるにも、一つ一つの発生届をじっくり見ている暇がないので、ひとまず30歳未満とそれ以上に分け、30代、40代、50代、60代以上と振り分けてみる。

あっという間に、それでは細かすぎということになり、ついに40歳未満と40歳以上に分け、40歳以上から片っ端に対応していくこととなった。それでも発生届を受理した日のうちに対応できない人が残ると、翌日、翌々日と、積み重なっていき、当日以前の40歳未満と、当日の40歳以上では、どちらの優先順位を高くすべきか、だんだんと分からなくなってくる。

本当に病床がありません

陽性者が増え始めた当初は、外来受診でのＣＴで肺炎像があるという医師の指摘があれば、症状が重くなくとも入院することができていた。そのうち画像所見だけでは入院適応にならなくなり、ＳｐＯ２が96％以下が目安になったが、それも難しくなってきた。

そもそも都が東京ｉＣＤＣの専門家の意見を踏まえて決定したフローチャートでは、「37・5度以上の発熱、全身倦怠感、ＳｐＯ２ 96％以下、いずれかがあれば入院」としているにもかかわらず、都の入院調整本部や夜間入院調整にあげても、入院までに数日を要する状態となったのである。

新型インフルなどの発生時に備えて２００８年から準備されていた、先述（151頁）の「新型インフルエンザ等対策政府行動計画」の「目的及び基本的な戦略」では、

・感染拡大を抑えて、流行のピークを遅らせ、医療体制の整備やワクチン製造のための時間を確保する。

・流行のピーク時の患者数などをなるべく少なくして医療体制への負荷を軽減するとともに、医療体制の強化を図ることで、患者数などが医療提供のキャパシティを超えないようにすることにより、必要な患者が適切な医療を受けられるようにする。

・適切な医療の提供により、重症者数や死亡者数を減らす。

と述べつつも、２００９年にはその状況に達しなかった「流行のピーク時の患者数が医療提供のキャパシティを超える」状況に、ＣＯＶＩＤ－19の第5波において、ついに到達したのである。

報道では、「救急車を呼んでも保健所の判断で入院できない」と言われていたが、現状は保健所の判断で不搬送としているのではなく、ただ単に、すぐに入院させたくても病床がないので、不搬送として翌日の入院調整にかけることになっていたのである。

そして入院待機中の自宅療養者に対しては往診を依頼し、必要に応じ医師の判断で酸素濃縮器を配送依頼することと事前に医師会と調整していたが、主治医となって管理しなければならなくなるという負担が重いと感じるのか、なかなか進まない。

仕方がないので健康観察でＳｐＯ２の低下を把握した場合、保健所の医師名で酸素濃縮器の配送を指示し、後追いで往診を依頼することとした。このため毎日何度も各社メーカー担当者に電話をすることになり、すっかり仲良くなってしまった。

私はいったい、何と闘っているのか

毎朝8時半から係の朝礼を行い本日の予定と人員体制を確認、8時45分から応援職員や派遣職員も含むコロナ対応本部での朝礼を行い現状報告と情報共有をした後、9時からさらなる職員応援要請と業務内容の検討会議、終わり次第、席に戻ると、次々と看護師や保健師からの医療的判断の相談を受ける。

療養終了判定に係る相談、病院や救急隊からの患者急変連絡に対する指示、入院・宿泊調整の進行管理、ＦＡＸで届いた発生届が複合機に置きっぱなしになっていないかの確認、新たな通知が放置されていないかの組織端末メール受信ボックスの確認、ＨＥＲ－ＳＹＳの保健所確認ボタン押し忘れ（このせいで都の公表数が少なくなり後に修正が必要となっている）や入力ミスのチェック、新規陽性者一覧を見ながらの疫学調査の優先順位付けと声かけ、鳴りっぱなしの電話がないよう職員の対応を指示する。

そうこうするうちに午後となり、感染症対策部や他保健所からの問い合わせ対応の合間に、様々な方からの保健所への差し入れを分配し、応援職員用の事務室や休憩室の冷房が効かなければ扇風機を運んだり、医師会から往診に対応した医師と自宅療養者の状況を共有したり、疫学調査票の中からオリンピック関係者を拾い上げ、調査内容を確認し、防疫担当へ提出する。

夜勤帯の派遣看護師が登庁する16時には再び夕礼を行って情報共有と引き継ぎの確認を行

い、発生届の受理状況や勧告・疫学調査の進み具合を確認、優先対応事項を指示する。締め切りに間に合うよう、職員の超過勤務手当や勤務時間帯変更の決裁を処理、メールを処理しつつ、17時15分になっても当然帰れる状況ではなく、医療機関の診療が終わる18時以降になって、次々と届く発生届を処理しながら、結局21時過ぎに帰ることができても、夜間はひまわり経由の数々の救急隊の連絡を受けながら、夜が更け、明けていく。

馬鹿も休み休みというが、人間としての体力や能力の限界というものもあり、いったい自分が何をやっているのか分からなくなってくる。

淵に立つ

職員全員でどんなに頑張って電話をしても未連絡の発生届の束が積み上がり、毎晩救急隊に起こされても入院病床が見つからず、宿泊療養が制限され、フォローアップセンターも30歳未満のみの対応、往診を頼んでも全員の対応には応じきれず、在宅用の酸素濃縮器もついに各メーカーの在庫が尽き、どうすることもできない。本当に闘う術がなくなってしまった。あとは電話診療での投薬で対症療法しつつ、パルスオキシメーターを配りまくり、ＳｐＯ２が90％を切ったら救急車を呼ぶよう、伝えることぐらいしかできない。

ここまで追い詰められて、絶望の淵《ふち》に立ったが、自分には守るべき部下と区民がいる。とにかくできることを積み上げていくしかない。

今やれることを今やる

とはいえ連日連夜、１時間おきに起こされるという状況では、翌日頭が働かず、作戦も思いつかない。さすがに耐えかね、事務職の部課長も入ってローテーションとしてもらおうと予定していたところ、急変事例が多く内容があまりに医学的判断を伴うことからローテーションは拒否され（音を上げられ）てしまった。結局、所長、課長、係長の３人の医師、及び可能な日には保健師と事務職の２人組で保健所に当直するというローテーションとし、翌日は必ず休むという体制になった。

また、発生届が夜遅くまで提出される状況で、保健所でできる限り長く対応するため、保健所長は平日11時30分登庁として、夜は保健所は21時半ぐらいまで対応することとなった。つまり発生届が出たその日中に、とにかく何らかの形で全陽性者に連絡することで、現に今、状態の悪い人がいるかどうかを確認し、急変に備えることとしたのである。

また、発生件数が多い区にどうしているのか聞き取りを行って対応方法を見習い、他の年齢層に比べれば重症化のリスクが低い40歳未満と、それ以上の年齢層で、対応を分けることとした。

陽性者全体の４割強を占める19～29歳については、フォローアップセンターにすぐつなぐことができるようマニュアルを作成し、定型的な聞き取り調査に慣れている生活衛生課へ対応をお願いした。30歳以上は区役所から応援で来てもらっている事務職に、まず簡単な勧告の電話をしてもらう。その後の対応について、２割を占める30～39歳についてはＳＮＳでの対応に切り替え、Ｍｙ ＨＥＲ－ＳＹＳへの入力をお願いしておき、健康観察を兼ねて連絡をする。40歳以上についてはコールセンターの電話対応が落ち着いた段階で、看護師が速やかに疫学調査を行い、宿泊療養を原則として調整する。

これらの方針に基づき、補正予算を組んでスマートフォンのレンタル台数を増やすとともにＳＮＳを送れる契約に変更し、会議室を潰して応援職員用の事務室を増やし、パソコンと固定電話も調達し、１日５００人の新規陽性者発生に備える体制を整備した。

ＨＥＲ－ＳＹＳ隊の活躍（発生届の処理と確認）

ピーク時には毎日ものすごい数の発生届が朝から晩まで絶え間なく届くようになった。特に診療所からは、その日の診察が終了する18時以降にまとめてＦＡＸが送られてくることから、ＨＥＲ－ＳＹＳ代行入力担当者も夜当番を配置することにした。

　厚労省のマニュアルがあまりに分かりにくいため、これまで区独自で「誰でもできるＨＥＲ－ＳＹＳアクセスマニュアル」や、「発生届の処理に関するマニュアル」を作成し、入力できる職員を他課も含めて育成しておいたおかげで、ＦＡＸで届いた発生届の処理や、ＨＥＲ－ＳＹＳで提出された発生届の処理、Ｍｙ ＨＥＲ－ＳＹＳ ＵＲＬ通知、自動架電の設定などがボトルネックになることはなかった。

　また、重複して出された発生届のチェック、保健所メール通知がなくＨＥＲ－ＳＹＳに入力されている発生届のチェックなども担当者たちが丁寧に行い、「医療機関から陽性の結果を聞いた後に保健所から一度も連絡がない事例」を撃退することにも力を注ぐことができた。

　そういった意味では、各医療機関、保健所ともにＨＥＲ－ＳＹＳに対応ができ、東京都の新規陽性者数の推移は、第3波の時よりも正確に把握できたと考えられる。

9月 — トンネルの向こう側

第16条の2第1項に基づく要請

8月23日、厚生労働大臣と東京都知事の連名で「感染症の予防及び感染症の患者に対する医療に関する法律第16条の2第1項に基づく協力の要請について」という通知が、都内の医療機関の長、医学部を置く各国公私立大学長、看護師等学校養成所長宛てに発出された。

これは各医療機関に対し、不急の入院・手術の延期など、通常医療の制限なども視野に入れた上で、最大限ＣＯＶＩＤ－19の入院受け入れを要請する、という内容である。

これに該当しない施設については、医療従事者の人材派遣や在宅医療への協力、ワクチン接種への協力を要請している。

これにより、大学病院や総合病院での、より一層の病床確保が進み、懸案となっていた三次救急対応レベルの陽性者についても以前より入院しやすい状況となった。

「終息」ではなく「収束」？

そうこうするうち、8月最終週頃から少しずつ陽性者数が減少してきた。オリンピックが終わり、緊急事態宣言が全国に拡大し、ＣＯＶＩＤ－19に関わる報道が再び増えたことで、病床がひっ迫して入院が必要な状況になっても入院できないということが、やっと現実として国民に実感されるようになったからであろうか。

個人的には、ハイリスクな行動も自粛せず、感染するべくして感染しているような一定層の感染が終わり、免疫を持つようになったことで、その層から比較的用心している人々の層への感染拡大が収まったためではないかと考えている。

感染拡大のスピードは実行再生産数に依存していることから、第3波や第4波より急激かつ高いピークとなったのは、他の株より感染力が強いとされるデルタ株の影響であろう。そういった意味においても第5波は、感染拡大のより早期に、速やかに緊急事態宣言を出すなど社会的な措置を講じないと、医療のひっ迫を招く、という教訓になったと思われる。

フォローアップセンターの復活

その後、フォローアップセンターは看護師の数を増強し、事務職も配置するなど態勢を立て直し、7月27日から、「30歳未満」としていた健康観察の対象を、8月27日から「40歳未満」まで引き上げた。これにより、ひとまず保健所とフォローアップセンターの健康観察者の割合が再び4：6に戻った。

さらに9月6日からは「65歳未満」に引き上げられ、以前と同じ対象となったことから、保健所が直接、健康観察や療養終了の判断を行う事例が減少し、保健所にかかってくる自宅療養者からの電話の件数も減少した。

宿泊療養施設も空きが目立つようになり、以前よりも年齢や基礎疾患に関する要件を緩和して入所できるようになった。そして都は、酸素濃縮器やモニターなどの機器を導入し、医師が往診などにより診察し、酸素投与や輸液投与などを行うことができるよう改修した、医療機能強化型宿泊療養施設も開設し始めた。

なるべく起こさず運びます

夜間のひまわりを経由した自宅療養者からの救急要請事例は、都内全体で一晩に300件を超す日も生じ、この負担について、各保健所から感染症対策部への申し入れが相次いだ。その結果、医療政策部と消防庁との間で話し合いが持たれ、直ちに入院が必要と判断される事例（「COVID-19診療の手引き」に示された重症度分類に基づき、中等症Ⅱ以上と判断された場合）については、救急隊が保健所に相談することなく、夜間入院調整窓口に直接連絡をして入院調整を行うということになった。

このため保健所が、入院させるべき事例について入院調整できない状況に悩み、夜中になんとしても入院させるべきか、朝まで経過を見るのか、といったことに悩む必要がなくなった。

一方で、呼吸困難を伴わない軽症や中等症Ⅰは不搬送との判断については、保健所にも確認することを消防庁がかたくなに主張し、ひとまずそのままの運営となっていることから、全く夜間に電話がかかってこない、という状況までにはならなかった。

とはいえ、陽性者数が減少し、重症度に応じスムーズに入院医療機関や宿泊療養施設に入れる状況になってくると、自然に救急要請の件数は減少していった。

酸素・医療提供ステーションの登場

その後都では、自宅療養者が救急搬送を要請した場合、軽症などで直ちに入院が必要でない場合でも、経過観察などが必要であれば、救急隊の判断で、酸素・医療提供ステーションに搬送する体制とした。これらは臨時の医療施設として運営しており、医師・看護師が24時間常駐して、健康観察を行い、酸素吸入のほか、今後は抗体カクテル療法などの医療を受けることができるとしている。

また一部の都立病院において、主に中等症患者への酸素投与などの医療的ケアを実施することとして、病院型のステーションも設けることとなった。これにより、中等症Ⅰ～Ⅱの間を行ったり来たりしている陽性者についても受け入れが可能となり、自宅で救急要請する件数を減らすことに貢献することとなった。

次なるゲームチェンジャー？

決め手となる治療薬がなかったＣＯＶＩＤ－19に対し、カシリビマブ／イムデビマブ（中和抗体薬）が認可・承認され、いわゆる「抗体カクテル療法」が使用可能になった。

とはいえ点滴製剤であり、投与後24時間の経過観察も必要であることから、入院可能な医療機関での治療が中心であり、今のところタミフルやリレンザのように安価で多量に外来で処方できるという性質の治療薬ではないことから、安易に全陽性者の治療に使うわけにはいかない状況ではある。

抗体カクテル療法は完全に「治療」という医療の範疇であり、対象者の選定や説明は保健所ではなく、診断した医師が行う、ということで合意がなされた。

このように少しずつだが、保健所が医療にまで責任を持たなければならないという状況を、改善していくことができたと思われる。

オリパラの終了

9月5日、東京パラリンピックが終了し、9月8日に閉村式が行われた。9月10日のウェブ会議では、組織委員会から保健所に対し、協力に対する感謝の言葉があった。

実際のところ、私が配属された保健所は、管内にオリンピック・パラリンピックの競技会場がなく、またホストタウンにも登録していなかったことから、直接的にはそれほど大きな負担があったわけではない。

管内に選手村のあった保健所、ホストタウンとなっていた地区の保健所、多くの競技場やメディアセンターなどの関係施設があった保健所、大会関係者の宿泊施設が集中していた保健所では、第5波の対応とともに、アスリートや大会関係者の陽性事例対応にも追われ、本当に大変だったことだろうと頭が下がる。これで観客が動員され、海外からだけではなく、市中からも感染が持ち込まれるようになっていたら、どうなっていただろうかと思う。

ＨＥＲ－ＳＹＳ隊の活躍（医療機関の攻略と健康観察機能の活用）

第5波を受けた対応についての意見交換として、厚生労働省地域保健室、都医師会、東京都感染症対策部、東京都保健所長会及び特別区保健所長会によるウェブ会議が開催された。

その際、今後、保健所における発生届の入力代行や健康観察などの負担軽減のため、医療機関においてＨＥＲ－ＳＹＳの１００％導入を目指すということが、都医師会長から述べられた。これに基づき、感染症対策部から都医師会へＨＥＲ－ＳＹＳの積極的導入にかかる通知が出され、これを機に保健所としても、改めて区医師会に申し入れを行うこととなった。

今回はついに、ＦＡＸでの発生届が多い医療機関を個別に打破することを目的として、当該する医療機関リストを付け、保健所のＨＥＲ－ＳＹＳ隊員を必要に応じて派遣し、入力方法の支援もいたしますとまで記載し、区医師会にＨＥＲ－ＳＹＳ導入の協力依頼を行ったところ、公衆衛生担当理事がこの問題を重く見て、リストにある医療機関へは医師会から個別に封書でお知らせするとまで申し出てくれたのである。

また４月のＩＴ革命では活用が見送られたＨＥＲ－ＳＹＳの健康観察機能「Ｍｙ ＨＥＲ－ＳＹＳ」について、陽性者急増時にやむを得ず導入したことがきっかけとなって、保健師や看護師も頻繁にＨＥＲ－ＳＹＳを活用するようになった。

この背景には、スマートフォンのレンタル台数を増やしたことで、各自が手元でＨＥＲ－ＳＹＳの２段階認証をショートメッセージで容易に行えるようになったことも大きい。

また、疫学調査により判明した感染リンクの有無や感染源の詳細、本人の職業や所属先、ワクチン接種歴、確定した療養ステータスを、ＨＥＲ－ＳＹＳへ再度入力することも習慣づいてきた。これでＨＥＲ－ＳＹＳの疫学調査入力画面が改善されれば、全てＨＥＲ－ＳＹＳで管理できるようになり、いつの日か、個別の調査票カルテも不要になることであろう。

第６波に向けた小休止

その後も新規陽性者数は減り続け、ついに７日間平均の新規陽性者数は１桁であるフェーズ１になった。職員の夏季休暇の取得期間は10月末までに延長されていたが、保健所の職員は都庁の職員と違い、私が椅子を蹴っ飛ばさなくても、ちゃんと夏季休暇も年休も順調に消化し、夏季休暇なのに出勤しているという状態は生じなかった。

数年ぶりに故郷に帰った職員、職員健診でずっと指摘されていた項目の精密検査に行った職員、家族での時間をゆっくり取ることができた職員など、特にＣＯＶＩＤ－19発生当初から保健所にいた職員にとっては、この１年半の間にできなかったことをする、有意義な時間を過ごせたのではないかと思う。結局、夏季休暇がまだ残っているのは私だけだった。

10月半ばを過ぎれば区議会も終わる。それまでに第６波が来ていなければ、私もゆっくり休んで鋭気を養おう。その後には、このきまぐれなウイルスとその取り巻きたちとの、次なる闘いのために、戦略を練る日々がまだまだ続くのだけれど。

いままで話したすべての観察に基づいて、こう述べなくてはならない。ペストにもっとも有効な薬は、それから逃げることだと。後世への処方箋としてここに書き残しておきたい。

そしてもしも将来、なにかこれに似た災害が生じるとき、この基本中の基本さえ全員がしっかり考えるならば、市民の生活を護るために、一六六五年のロンドンで、あるいはぼくの知るかぎり、これまで海外で実施されたのと比べて、まったく異なる手段を取ることになると、ぼくは確信している。ひとことで言うなら、市民をより小さな集団に分割し、互いにもっと距離をとるよう、早期に移住させることが検討されるはずだ。今回のような伝染病は、人が密集したときこそ危険きわまりないものになるのだが、この措置をとれば、百万もの人が集まって暮らすところを病気が襲う、なんてことは起こらない。まさにそれに近い状況が、この疫病流行で生じたのだし、万が一ふたたびロンドンが疫病に襲われるならば、このままでは確実にそうなるのだ。

（「反省と提言」『ペストの記憶』ダニエル・デフォー、一部中略）

最終章

残された課題

ペストと戦う唯一の方法は、
誠実さということです。

（『ペスト』カミュ）

1. 現実的な課題

まずはここまでの保健所や防疫対応における、目の前にある具体的な課題について、整理しておきたい。

「保健」と「医療」の整理

そもそも保健所が感染症患者に責任があるのは、本人から周囲へ感染が広がらないようにするための対策が必要だからである。保健所の仕事としては、感染拡大防止という目的で、検査や移送について対応するのが本来である。

患者本人の療養方針の決定や入院先の決定に関することは、本来は医療の範疇である。そして医療が必要な人への医療提供体制の構築は、医療政策における業務である。日常生活と医療の間を取り持つ保健所が苦労すべきは、入院が必要なのに入院できない人の調整ではなく、入院が必要なのに入院しない人の調整であるべきである。

実際のところ、都内に31カ所しかない保健所と、医療機関とでは、施設数や職員数では比べものにならない。今後も波のように繰り返すであろう感染拡大時の対応について、国や都、医師会と、話し合いは続いているが、本当に保健所はいつになったら、医療機関が行うべき検査対応、発生届のシステム入力、医学的判断、療養方針決定、入院・入所調整、健康観察、夜間急変対応、証明書の発行といった数々の苦行から、解放されるのだろうか。

もっと発生届に責任を！

医療機関から提出される発生届に空欄が多いことについては、保健所ユーザーレビューのところでも述べた。空欄になっていることが多いのは、基礎疾患など、重症化リスク因子の有無、現在の重症度に関わるＳｐＯ２の値や入院の必要性の有無である。

本来ならば、検査を実施する時点で、本人から重症化リスクの有無についてある程度の聞き取りを行い、本人にもそのことを伝えておくべきである。加えて、陽性の結果を通知する際には、医療機関が対面で診察を行った上で療養方針を決定するべきである。しかし、感染防御やその後の移送の観点ばかりが強調され、発生届出以降は全て保健所任せという状況になっている。
本来HER－SYSに装備すべきは、そのような必須項目を医療機関で入力し患者に説明しなければ提出できない、といったシステムの構築だと考えるが、結局は、「全ての入力権限のある保健所が聞き取ればいいじゃん」と思われて尻拭いしている状況であり、根本的な負担軽減になっていない。

この背景には、そもそも他の疾患では、検査を行った医療機関が患者に責任を持つのは当然であったのだが、COVID－19については、その後のことは置いておいて、まず検査キャパシティを増やせとプレッシャーをかけた結果、検査と発生届提出だけはやりますが、後の対応はいたしません、という無責任な医療機関が増殖したということがある。

今後は検査件数を増やすことと、一人一人の陽性者に対応することとの両立を、もっと真剣に体系づけて考えるべきだと思われる。たとえば妊娠検査キットのように、検査キットを市販で誰でも購入できるようにすることで、いつでもすぐに検査はできるが、確定診断とその後の方針決定のためには医療機関の保険診療が必要、といったようにできないのか、と考える。

（※その後、9月27日に「薬局での医療用抗原検査キットの取扱いについて」という通知が出され、抗原検査キットの薬局での販売が可能になった。）

もしも五類になったなら

保健所がＣＯＶＩＤ－19対応のボトルネックになっているといわれるのであれば、役割分担を見直し効率化するしかない。保健所はすぐに増やしたり減らしたりすることができない。世界中で1例1例を数え続けることを止めない現状において、少なくとも感染症法上のＣＯＶＩＤ－19の類型変更として保健所が望むのは、麻しんや風しんのような「五類全数把握対象疾患」である。なぜならそうなることで、「検査」と「移送」の問題、これに関連する「療養方針決定」と「入院調整」から保健所は解放されることとなるからである。

入院が必要かどうかは診断した医師が判断し、必要な場合は保健所を介さず直接入院調整本部へ依頼することになる。これにより情報共有や調整の手間が減り、対応が迅速化される可能性がある。

医療機関にとっては、診断した陽性者に対する責任が今より増すことになるが、それを地域医療連携などでいかに分散するかが課題であろう。また、感染症法に基づかない医療費の公費負担制度をどのように構築するかは課題である。また一般の方々には、陽性者の移送の際に隔離をしない分、各個人が感染しない・感染させない自覚を持って行動してもらうことにもなる。

類型変更以外に、数が急激に増減するこの感染症に対する対抗手段があるのであれば、ぜひ検討いただきたい。

次の新たな感染症への備えとしての教訓と提言

ＣＯＶＩＤ－19発生前、そもそも感染症対策の司令塔となる都の感染症対策課において、保健所とのやり取りの中核となる防疫担当は、課長代理級（係長級）の医師１名、保健師１名、事務３名、これに主査数名程度といった体制であった。この中に予防接種担当も２名体制で包含されていたレベルである。

２０２０年１月以降、業務量がどんどん上乗せされる中、応援職員が追加されたものの、管理職も含め病休者が続出した。２０２１年度にはオリンピック・パラリンピックの開催もある中、根本的な組織改正はなされず、人員体制の問題は解決したとは言い難い。

ＣＯＶＩＤ－19の流行が拡大・長期化していく中、本来業務積算分でしか配置されていない体制に上乗せ・継ぎ足しで新たに発生した業務を緊急的にやらせるのではなく、国のように完全に別部隊として、全庁的に各部署が管理職も含め少しずつ人を出して対策本部を作り、大元の感染症対策課に負担をかけない形で対応する方式にしておけば、初期からあれほどメンタル不調となる職員が続出することは避けられたのではないかと思う。

少なくとも、ＳＡＲＳ、新型インフルエンザＡ（Ｈ１Ｎ１）、ＣＯＶＩＤ－19へ対応した経験からいえる初動の流れは、本書で述べたとおり、必ず最初は電話が鳴り止まない状態から始まり、病態に合わせた医療体制の継続的な構築に終わる。このため、元の感染症対策部門とは別に少なくとも10以上の担当班を立ち上げる必要がある。

必要になる部門を時系列でいうと、

0．対策本部（総合調整班）：全体の進行管理と調整、人員・組織体制の管理、議会対応

1．相談対応班：一般相談・専門相談を含めたコールセンターの設置・相談対応の受け皿の整理

2．受援調整班：関係機関調整・応援依頼・物資調達

3．検査対応班：診断基準・検査体制の確立、検査方法、検体採取、検体搬送方法、民間検査会社との連携など

4．リスコミ班：記者会見対応、プレス案文作成、マスコミ対応、リスコミ体制の確立

5. サーベイランス班：サーベイランス体制の確立、疫学分析

6. 医療体制班：外来・入院医療機関の体制整備、医療機関への補助事業、重症者対応、治療薬など

（7. 軽症者対応班：自宅療養、宿泊療養、入院待機ステーションの運営など）

※感染症の病態により、必要応じて設置

8. 保健所支援班：保健所の体制強化、保健所長会などとの意見交換による適宜適切な事業の見直し

9. ワクチン班：ワクチンの開発、入手、接種計画

10. 関係機関調整班：他部署や社会生活に係る事項（水際対策、埋火葬、選挙、行事、イベント対応など）

となる。そして時期やタイミングに応じて注目の集まる施策は異なることから、その都度バランスを見ながら人員と組織を調整し、相談や問い合わせの受け皿となる本部機能を維持しておく必要がある。

1665年のロンドンにおけるペストの流行時にも、同じように対応と反省が行われた結

果、一番の提言は「密集して暮らさないこと」であった。

一方で、現代社会において密集は避けられず、むしろ世界は交通網の発達や情報化によりさらに強く結びついて密集化が進んでいる。このような世界の中で、ＣＯＶＩＤ－19への対応は、誠実さを保ち、現実を見極め、知恵を絞って闘っていくしかない。

2．より大きい視野で検討すべき課題

保健所や医療機関レベルではどうすることもできない課題については以下のとおりである。

社会経済活動とコロナ

今後の生活が「ウィズ・コロナ」になるのか「ノー・コロナ」になるのかは分からない。

一方で、分かっていることは、流行の連鎖を断ち切るために、社会経済活動を１００％止めることはできないということだ。

感染している可能性が高く、発症後重症化する可能性も高い人は行政検査、個人の生産活動、社会活動を積極的に行いたいがために実施する検査については、自費での対応とある程度整理された。

今後も、感染をある程度検査で防いでいこうとするのであれば、不特定多数が集まるイベントなどの開催について、誰がどのような理由で検査を受けるのか、またその際の頻度や方法について、もう少し整理していく必要がある。

また、ＳＡＲＳ－ＣｏＶ－２が通年流行するウイルスとして定着するにつれて、選挙、受験、成人式、卒業式、入学式といった、通常実施していた行事との折り合いをどうつけていくのかについても、健康部門とそれぞれの行事を管轄する部署との間で細かい調整が必要である。

職域接種という概念が発生したが、同じように、職域ごとの対策というのもより重要になってくるであろう。特に中小企業や技能実習生を雇っているような企業への対策と支援は、今後継続して必要である。

大規模イベントとコロナ

先に挙げた年間の定例行事ではなく、エンタテインメントとしてのイベントについては、また考え方を別に検討していく必要がある。

１６６５年のロンドンの条例では全ての芝居は禁止されたが、カミュの『ペスト』では、街が封鎖されてもオペラは上映されていた（その結果、オペラ歌手が舞台上でペストに倒れることになるが）。現代社会において、全てのイベントを中止にしては息が詰まるし、イベントごとにリスクに応じた対応を徹底するのが合理的である。とはいえ、一定の見解が示されてきてはいるものの、実際に集団感染が生じ続けていたイベント現場もあり、さらなる検討が必要である。

加えていえば、何か非日常的なイベントを実施するのであれば、何らかの大義名分や、やむを得ない状況が共有されれば協力しようという士気も向上するのであろうが、方針も定まらず、ただやれと言われても、各保健所はわけも分からず孤独に闘っている気分になるだけである。

政治とコロナ

そもそも公衆衛生は個人でなく地域社会全体を対象としていることから、施策の実施過程において、国や自治体が中心的な役割を果たすことが多い。このため「公衆衛生は政治の医学的分野」だともいわれている。

第2次世界大戦後、占領期の改革として、GHQ公衆衛生福祉局長であったクロフォード・F・サムスをはじめとしたスタッフが繰り返し強調したのは、専門家による技術行政の確立であり、「日本の公衆衛生が進歩しないのは、専門家の意見が専門家でない者によって左右される仕組みになっているからである。これを改めなくてはならない」と主張していた。現在、この時と同じことが繰り返されている感が否めない。

感染症対策は病原体の性質に基づいて取られるものであるが、それが完全に分かっていない場合でも、誰かが決めなくてはならない。そしてその際に大切なのは、集積された知識と経験をもとに、合理的かつ理論的である(筋が通っている)方策を実施していくことであろう。

情報発信・情報開示とコロナ

「より詳しい情報の公開が地域の安全・安心を守る」という信念に基づいて、自治体の首長が独自判断や政治力を発揮し、個別事例の詳細を情報発信してしまうことがある。

とはいえ、個人の興味を満たすのみの個別具体的な詳細が予防行動につながるとは限らず、むしろ風評被害や偏見にもつながることの方が多い。個別の事例で個人などが特定されることがないよう、陽性者の情報開示の範囲や内容については引き続き全国で統一すべきである。繰り返しになるが、本来感染症対策において、情報公開が必要なのは、「不特定多数への感染が疑われる場合」のみである。

今後の主戦場はリスコミ

結局のところ、今はもう公衆衛生施策として新たに打つ手はない。何か人々の行動変容に影響力のある、天気予報ぐらいよく当たるような、感染状況を予測する指標があればよいが、人流にしても、ワクチン接種率にしても、まだまだ決め手には欠ける状況である。

これから先、感染状況を左右する人々の予防行動の決め手は、政府のリスクコミュニケーションであろう。ワクチン接種を取ってみても、若年層が積極的に打つ気になるかどうかは、政府の方針がどのように若者や、子どもを持つ人に伝わるのか次第である。

本当に必要なのは、感染拡大防止を適時適切に呼びかけ、ＣＯＶＩＤ－19の戦略に負けず、人々を連帯させることにつきるのではないだろうか。

そして個人の聡明な判断を

そのような中にあっても、国民一人一人が賢明な判断を行うことも重要である。政府任せ、行政任せではなく、自分で自分の命を守る行動を取ること、そしてそれが周囲の人を守る行動につながるということも、自覚してもらいたいと、心から願う。

> ウイルスと人間の闘いにおいては、英雄が現れて一発逆転、人間を勝利に導くことなど不可能です。むしろ、権力者に対する「大衆」の期待が大きくなりすぎれば、それはかえって危険です。権力者の決定によって、国民全体が誤った方向を向かされてしまう可能性があるからです。事態をすべて見通している人間など存在しないのですから、各人はむしろ自分が凡庸であることを自覚し、権力者もまた自分と同じ凡庸な人間であることを忘れるべきではありません。
>
> （「コロナ後の世界と『ペスト』」中条省平
> 『アルベール・カミュ　ペスト：果てしなき不条理との闘い』ＮＨＫ出版）

3．結局はマネジメント——都レベルでの課題

東京都特有の問題としては、マネジメントの問題を指摘したい。

Sの問題

S（Sum＝集合値）、つまり、データベースの問題はまだまだ解決していない。

常に陽性者数が多い東京都の方が、国よりも先にシステムを作り、その後に国が全国的なシステムを構築して統合できない状況が続く、ということが繰り返されてきたことについては、「第1章　5月」ですでに述べたとおりである。

そして新規事業として新たなサービスを提供するセンターが新設されるに伴い、システムも増え、乱立が続くという問題も生じている。

たとえば健康観察については、都の宿泊療養施設で使っているシステムと、フォローアッ

プセンターで使っているシステムと、ＭｙＨＥＲ－ＳＹＳの３つがある。これは当初ＭｙＨＥＲ－ＳＹＳの使い勝手が悪く、改修を待たずに宿泊療養施設やフォローアップセンターで活用しやすいシステムが必要だったためである。

また、陽性者に関する情報を収集するシステムも、ＨＥＲ－ＳＹＳ、東京都患者情報管理センターデータベース（都ホームページ更新用）、東京都新型コロナウイルス感染症情報システム（旧：入院調整システム）があり、これらに加えて、疫学担当で管理しているデータベース（発症日別エピカーブ用、モニタリング会議などで利用）、情報管理担当で公表のために管理しているデータベース、各保健所で週報や各種証明書などの書類発行のために管理しているデータベースや、疫学調査結果に関する電子ファイルがある。それぞれ入力されている項目や定義が微妙に異なることもあり、統一ができておらず、自治体ごとに公表データが異なる状況もある。

これらを整理するには、どんなに使いにくいといっても、やはり国の全国統一システムとして導入されているという点も含め、ＨＥＲ－ＳＹＳを基本とした体制を整備・推進していくことが必要であり、ＨＥＲ－ＳＹＳ自体のさらなる改良と各ユーザーでの活用が定着していくことが重要であろう。

　特に、医療機関でのＨＥＲ－ＳＹＳ活用は、具体的に目標を定めて推進していく必要があり、国として何らかのインセンティブをつけるといった工夫が必要であろう。中でも外来医療機関において発生届出入力を徹底することと、入院医療機関において、入院後の患者の重症化といった病状変化を入力していくことについては、優先順位が高いと思われる。これは都レベルの問題ではないかもしれない。

感染症対応方針の問題

　これまでの都の感染症対策は、どちらかというと、数は少ないが重大な、エボラ出血熱やＭＥＲＳを主眼に置いた、水も漏らさぬ対策を目指していた。このことから、全てにおいて都庁感染症対策課が主導権を握り、保健所における感染症対策業務を一元的にコントロールする形をとっていた。

　今回、個別で追い続けるには数が多すぎる感染症が流行したことにより、ＮＥＳＩＤが破綻したのと同じように、これまでの都における感染症対応に関わる対応策や人員体制も破綻したと思っている。今後は一定の責任と権限を保健所に与えつつ、相互に調整しながら対応していく方針にすべきである。

またこれまでは、ある程度発生数のある感染症については、結核やＨＩＶといった、感染から発症までの期間が比較的長い感染症が多かったため、スピートよりもじっくり取り組むことが求められていた。ＣＯＶＩＤ－19のように急激に増減する感染症に対しては、新たな枠組みで人員増員体制や予算を考えておかないと、どうしても対応が後追いになってしまう。常に他の地域での流行状況と対応について情報収集を行い、先手先手で動いていくしかない。

業務分担の問題

都知事が発言するたび、プレス発表するたびに、殺到する都民からの問い合わせや、マスコミ取材、開示請求対応も大きな負担となった。

業界の保身のためか、個人的な興味か、行政に対する際限ない不信感からか、問い合わせや取材の動機は様々だろうが、このような業務についても適切に対応していくためには、対策の実行部隊とは別のところで処理してもらわないと、本来やるべき現場に即した具体策の検討といった業務が全く進まない。

そもそもＣＯＶＩＤ－19は感染症なので、全て感染症対策部の仕事であるのは当たり前である。とはいえそうであっても、現在の対応は災害時と同じと捉え、各部各所で分担していくという方針なのであれば、「最終的には感染症対策の問題なのだから」とか、「本来業務ではないけれど、防疫担当でできないからやってあげているのだ」といったことを毎回言われるのは心外である。

最終的には感染症対策課に戻ってくる仕事なのであろうが、何でもかんでも「そもそも感染症対策の仕事なのだから、本来部署でやるのが当然だ」という考えが根底にあるのが見えで、それを言い出したら莫大すぎるCOVID－19への業務分担について元も子もないということが、一部の幹部や応援部隊に全く理解されていなかったことが、非常に残念である。

命令系統の問題

2020年の4月から8月にかけてのような、次から次へと打ち上げ花火のように奇抜な新規事業を思いつき、すぐにやれと追いかけられる状況は、その後なくなったはずであるが、政治主導で新たな事業を思いついて実施するのであれば、とにかく継続的に事業を実施するための別部隊が必要である。

何度「mustだ！」という言葉を聞いたかしれないが、そんなことを言われたところで、新しい施策を始めるには毎回毎回人が圧倒的に足りず、組織内の役割分担ができなかった。人員に対して業務量が莫大すぎた。勝手に上層部と企画担当で作ったものを現場に投げて、やれという。それで動くはずがない。

現場を知らずに「私考える人」「あなた汗かく人」などといった分業制を強いるフロントバック理論は、そもそも破綻していることを、もっと自覚してほしいものである。

労務管理の問題

特命業務に対して特殊部隊を設置しても、短期間で撤退してしまう。撤退後、現場は火事場の馬鹿力で乗りきるが、その分、人が倒れていく。毎日毎日『１９１７』の命をかけた伝令をやらされているようなものだ。さすがにジョージ・マッケイ演ずる上等兵だって、いつかはどこかで倒れてしまうだろう。それではＣＯＶＩＤ－19相手にもたない。

個人的には、どう考えても処理しきれない業務量を指示することは暴力だと思っている。そんな指示を出す管理職は失格である。そして個人の能力に依存して処理させてしまうのは悪循環を生むだけであり、やめさせるべきである。

また、保健所についていえば、そもそも「平日・日中8時30分から17時15分まできっちり働きます」という体制を取ってきた組織に対して、警察や消防、医療機関、防災のように、普段から24時間体制を取っている組織と同等に対応しろ、というのも暴力である。

　これらは今後、危機管理上の問題として、根本的な解決が求められると思う。

公衆衛生医師の活用に係る問題

　都は他道府県に比べ多くの公衆衛生医師を配置しているという特徴があるが、それが本来の専門性を生かして有効に活用されているかは、今後見直していく必要がある。

　第１章でも述べたが、ＣＯＶＩＤ－19発生当初、マスコミや議員、他自治体、厚労省などからＣＯＶＩＤ－19に関する問い合わせがあると、とにかく全て窓口は公衆衛生医師である感染症危機管理担当部長もしくは感染症対策課長（現：防疫・情報管理課長）という状況になっていて、本来医療専門職として果たすべき業務である、公衆衛生対策を検討し進める時間など全くなかった。

　情報管理担当課長が設置され、マスコミからの問い合わせと記者対応はある程度整理されたが、２０２１年４月から再び防疫・情報管理課長による変異株についての記者対応が定型業務になり、本来果たすべき役割が果たせない状況に逆戻りしている。

保健所側からすると、防疫業務について司令塔として方向性を示す部門がない状態になっており、各保健所が各自で頑張るしかない状況になってしまっているように思えてならない。

戦後の衛生行政機構改革で、当時の厚生省において新設された公衆保健局・医務局・予防局の衛生三局長が技官（医師）となり、全都道府県に衛生部が設置されるとともに、全国の保健所長も医師と決められた。こうして、医師は公衆衛生行政の中心的推進者として位置づけられたはずである。

確かにテレビなどメディアでは様々な似非専門家が闊歩していることから、マスコミ対応は医師である担当課長が対応すべきという考えも分かるが、そのためにわざわざ都庁内に管理職級の公衆衛生医師のポジションを作ったわけではないはずである。

とるにたらぬ物語

本書を書くにあたり、昨年1年間感染症対策部で共に闘い、4月以降に都庁内で異動した管理職の人々は今頃どうしているだろうかと、連絡してみた。するとその中の一つに、こんな返事が来た。

関先生
こちらこそ、ご無沙汰しています。
お元気ですか？
私は3月までと生活が一変しました。
今は定時（16時45分）に退庁する日々です。
ほんのひと月半前が遠い昔のように感じています。
私自身、異動後しばらくは心が晴れず、
感染症対策部に残った人に申し訳ないという気持ちが心を支配していました。
ただ、今は後任に託して自分は一線を退いたことは正解だったと思っています。
人事当局に、「順次交代してコロナ対応にあたらなければ職員がつぶれる」
と主張してきた立場として、自分自身もそうすべきだと思っています。
今も関先生はコロナと戦っている最中なので大変だと思います。
くれぐれも体に気をつけてください。
今後ともぜひよろしくお願いします。
（午後はテレワークしようかなあと思案中です。）

この返信内容に書かれた、昨年度とまるで打って変わった勤務状況には衝撃を受けたが、それと同時に、なるほどな、とも思った。人員交代は最も合理的な対応策であり、増員要求とともに、それを主張し続けてきたのは事実である。経験豊かな管理職として、わざと大げさに現状を書くことで、取り憑《つ》かれてしつこく悩んでいる私に対し気を遣いながらも、もういい加減にしろと、諭してくれているのだなと思った。まるで堤中納言物語に収められた「とるにたらぬ物語」のようである（※「とるにたらぬ物語」は、かつての教え子のよからぬ噂を聞いて心配した師が、さりげなく諭すためにわざと大げさなことを書いた手紙形式の物語）。

この世の中で、ＣＯＶＩＤ－19だけが問題ではない。確かに自分たちだけが酷い目にあっていると思うのは傲慢《ごうまん》である。大変な仕事はここ以外にいくらでもあり、日が当たっていようがいまいが、どの職場にもそれなりの苦労があるのである。

今後とも公衆衛生分野にまつわる課題についても、どんどん変化していくことだろう。今度はどんな事件が起きるか分からない。現場は常に動いている。そうした中で、確かに、一番の解決策は、メンバーを順次交代していくことなのであろう。

そのたびごとに、最前線で試行錯誤しながら働くこととなる同僚たちのためにも、今後、業務環境改善が行われることを深く望む。

All the world's a stage, and all the men and women merely players.
（この世界はすべてこれ一つの舞台、人間は男女を問わずこれ役者にすぎぬ）
「As You Like It」by William Shakespeare
（『お気に召すまま』ウイリアム・シェイクスピア）

4．古くて新しい保健所のこれから

「患者ではなく社会を診る」医師の理想郷

１９１５年、米国イエール大学に初めて公衆衛生大学院を創設したウインスロー（C.E.A. Winslow）によると、公衆衛生（Public Health）とは、「環境衛生の改善、伝染病の予防、衛生教育、疾病の早期診断と予防的治療のための医療、看護事業の組織化、そして地域社会すべての住民に対して健康を保持できる生活水準を保障する社会制度の確立を目指し、地域社会の組織的な努力を通じて、疾病を予防し、寿命を延長し、肉体的、精神的能率の増進を図る科学であり技術である」と定義している。

１９３０年代の初め、内務省は日本全国に衛生相談所をいくつか設置し、１９３７年に最初の保健所法を制定して、１９３８年までに50の保健所が、日本の様々な場所に設置されていた。

戦後、ＧＨＱ公衆衛生福祉局長のサムスは、厚生労働省や保健所といった公衆衛生行政組織に、軍医ではない医師を管理職として置き、公衆衛生行政の中心的推進者として位置づけることとした。

こうして日本に公衆衛生医師が誕生したのである。

サムスが考えた「新しい保健所」構想として、当時のモデル保健所になった杉並保健所には、医師８名、歯科医師１名、保健師15名、衛生獣医師、環境衛生監視員、栄養士、医療ソーシャルワーカー、診療放射線技師およびその他の職員が置かれた。

また保健所内には診療所が併設されており、歯科診療、性病の診療、結核の人工気胸療法（医療行為として気胸を起こさせ肺を収縮させることで、結核の広がりを抑える療法）など、診療機能も含まれていた。

多職種連携の魅力

現在も保健所によっては、先ほど挙げた職種に加え、看護士、助産師、歯科衛生士、臨床心理士、社会福祉士、臨床検査技師、薬剤師、衛生監視、衛生害虫駆除のための防疫用務といった様々な専門職が配置され、また、これら専門職を支える事務職についても、一定の専門性と役割が課せられている。特に、行政機関としての主役は事務職であり、事務職と専門職の多職種連携が保健所活動の生命線である。

病院には医師がいっぱいいるが、保健所には医師が少数であり、自分の医師としての発言が与える影響は重大である。それを忘れては行政での仕事はできない。

公衆衛生医は「ユニコ」である

東京都の公衆衛生医師は、転勤族と同じように、おおよそ2、3年で異動する。次々と都内の保健所などを転々としていく中で、私が個人的な哲学として身につけた姿勢は、公衆衛生医師は「ユニコ」だということである。

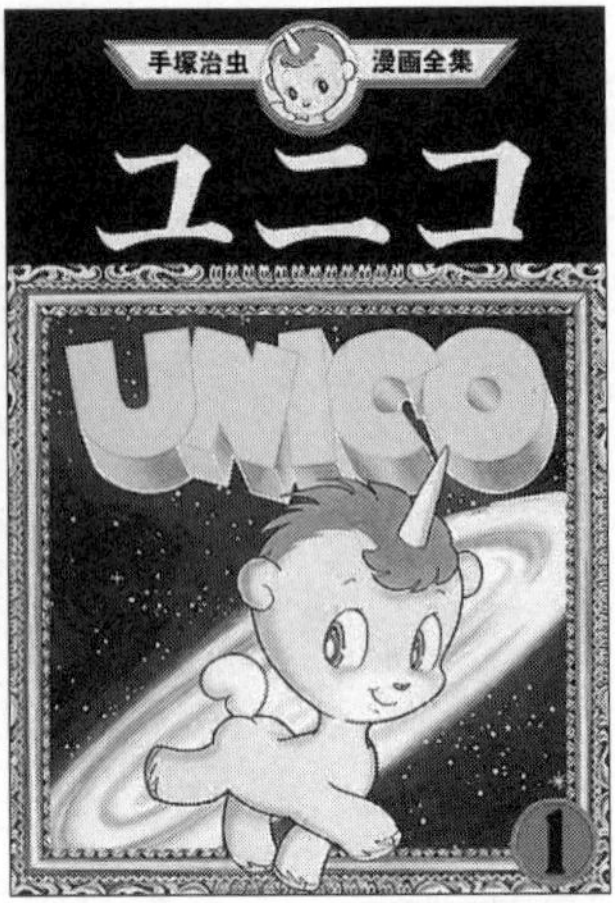

『ユニコ』（講談社）

『ユニコ』は㈱サンリオが発行していた雑誌『リリカ』に1976年11月から1979年3月まで連載された、手塚治虫の児童向け漫画である。ユニコは自分を愛してくれる人々のためになら、奇跡を起こす不思議な力が出せるという設定になっている。また、ユニコ自身が本当に相手の願いを叶えたいと思った時にも、この不思議な力を発揮することができるが、自分のためには使えない、という弱点がある。

「ユニコがいると、簡単に人が幸せになってしまう。これは良くないことだ」と考える神々からの司令で、いつも辺境の地へ追放されている。しかしどんな荒れ地でもユニコは自分を愛してくれる人を見つけ、その人のために奇跡を起こし、荒れ地を楽園に変えていく。

奇跡が起きると神々に居場所を探知されてしまい、再び眠らされて記憶がリセットされた状態で、西風によって過酷な場所へ追放されていく。ユニコは幸せにした人のそばには長くいられない運命にある。

行政における医師の役割とは、配属先の保健所職員に惚れ込んで事業を成功させ、区民の幸せを実現することだと思っている。本領を発揮し、荒れ地が楽園になれば、そこでのミッションは終わったと判断され、次の保健所へ移動（異動）させられる。

そして新たな任地で職員証の作り直しから新しいメールアドレスの登録、行政システム操作法を一から教わり、次のミッション・インポッシブルに取り組むのである。

管理職はオーケストラの指揮者たれ

かつて私は真剣に、研修医が終わったら、海外青年協力隊に応募しようと考えていた。国境なき医師団で活躍していた先輩に憧れて、ＮＧＯで働くのもいいなと思っていた。

そこで「卒業後は国際保健協力分野で働きたいんです」と、とある教授に相談したところ、「国際保健協力分野において、プロジェクトマネージャーとして働くということは、指揮者のようなものだよ」と言われた。

それを真に受けて、小澤征爾《おざわせいじ》や小林研一郎、井上道義《いのうえみちよし》といった、様々な名指揮者と呼ばれる人のコンサートへ通うようになった。その中で学んだのは、その時その場にいるメンバーで最高の音楽を奏でようとする指揮者の努力である。

指揮者は演奏者や楽器の全てを自分で決めたり選んだりすることができない。また、どんなに練習したとしても、その日の体調とムード、人と人との組み合わせの中で、全体の調和を考えながら、曲を紡いでいく必要がある。

そして当日奏でられる音楽は、最高傑作であったとしても、二度と全く同じようには再現できない。だからこそ、生演奏を聴く価値がある。

また指揮者の難しいところは、自分が演奏者の一員になりきってしまったら、曲の全体像が見えなくなってしまうというジレンマがあることだ。演奏者一人一人の気持ちを理解する必要はあるが、それ以上に必要なのは、全体のバランスを見ながら各パートのメンバーに適切な指示を出し、能力を最大限に引き出すことである。

今まで働いてきて、これは国際保健協力分野だけではないと思っている。公衆衛生プロジェクトは現場が日本でも海外でも同じである。予算のカット、国や都からの新規事業立ち上げの通知、突然の人事異動や組織改正に悩まされながら、常にバランスを取り、それでもメンバーと一体となり、最高のプロジェクトを達成する。

それが「やっぱり保健所長（もしくは保健予防課長）は医師で良かった」と言われるための、私の目指す理想の管理職像である。

お金で解決できることとできないこと

積極的疫学調査や各種書類作成といった定型業務そのものについては、外部委託などで効率化していけばよい。

一方で、福祉や医療と違う視点で、今後どういう方針で地域の健康を守っていくのかは、常勤職員でしかできない。地域の医療機関や職能団体といった社会資源、役所の他部署などと連携しながら何ができるかを考えるためには、医師だけでなく、保健師、栄養士や歯科医師・歯科衛生士といった専門職の知恵も必要である。保健活動や予防施策は目に見えないだけに、一度壊れてしまった場合に立て直しが非常に困難である。

今回のように、感染症が大規模に流行して初めて保健所の必要性が訴えられたが、それまでは、なくても困らない組織だと思われていたし、丸ごと民間委託するといった考えもあったであろう（今のところ全て民間委託できるほど、収益を上げられるような組織ではないことだけは明白である）。

今後保健所がどのように生まれ変わっていくべきかは、今回の経験も踏まえ、ゆっくり検討していくべきである。

地方分権と保健所

保健所の数は減少傾向にあり、東京都特別区についていえば、現在一区一保健所となっている。保健所が1カ所に統合されるにつれ、廃止した保健所は保健センターとなって対人サービス部門を残し、その保健センター長も課長級の公衆衛生医師が担うという形をとっていたが、医師不足に伴い、センター長はだんだんと事務職や保健師の管理職に置き換わってきている。

また、保健師についていえば、自治体独自の対人サービス施策を展開するところもあり、これにより、保健師の配置のバラエティ化と分散化が生じた。つまり保健所以外の部署——たとえば高齢介護部門、障害部門、児童部門、人事部門などへの配置が進んだのである。

これによって、それぞれの組織における保健師の位置づけや応援派遣に対する考え方が異なることから、今回のような緊急事態に対しても、速やかに保健所への応援体制を組むことが難しくなったのである。

つまり、一つの保健所のもとに全ての保健師が配置されていれば、どの業務を担当していても、緊急時には保健所長の権限で全員を感染症対策に投入できるというメリットがあるが、保健師が各部に分散配置されていると、各部における意思決定に時間がかかり、保健所へ保健師を派遣するのに時間がかかるというデメリットもある。これを解消するために、統括保健師を設置するという動きも出てきているが、全ての自治体において機能しているわけではない。

また、区民からすると、子育て支援と母子保健がどう違うのか、介護予防と健康づくりの境目はどこなのか、分からないことから、区によっては行政サービスを「子育て部門」「高齢部門」「障害部門」といった分野別にまとめてしまうといった組織改正が行われがちである。

一方で「保健所」というまとまりとして、対人・対物含めた保健衛生活動を子どもから高齢者まで切り離さず一体的に実施していないと、人の一生における心身や生活環境の変化を見据えた予防の考え方が、職員に浸透していかない。

これは医学部において公衆衛生学教室が他の基礎分野の教室と統廃合され、公衆衛生学の授業が減らされることで、病気でない人に対する医師の役割を学ぶ機会がなくなり、公衆衛生医師を志す学生が育たなくなったことと、なんとなく似ている気もする。

病院と役所のはざまで

保健所は、今や診療所機能を持っておらず、医療機関ではない。また、医療の出口である福祉のように、「制度に位置づけられたサービス」といった武器もない。唯一あるとすれば、「無料」の検査や訪問、保健サービスの提供である。

そもそも自分が公衆衛生医師として働き始めた当初、介護保険制度の開始にあたり、福祉事務所の一部であった基幹型在宅介護支援センターに配属されていて（詳しくは拙著『時間の止まった家』を参照いただきたい）、そこからは、何もできない保健所が馬鹿みたいに見えたことから、これは実感としていえる。

川と海のはざまに汽水域があるように、保健所は行政サービスと医療サービスの間にある。保健所はいわば医療一歩手前の人々を対象として、「予防」とか「保健」とか、実態がつかみにくいことについて、医師を所長に据え、公衆衛生に関わる法律と、少数の医療専門職の知識と勇気を頼りに闘うべく位置づけられた、中途半端な組織だと思っている。

しつこいクレームや罵声を保健所が浴びやすいのは、病院やお役所には言えない愚痴を、保健所ぐらいになら言ってもいいと思われているふしがあるからだろう。

これらの相談や苦情の処理に追われつつ、国や都の施策に基づく対策をなんとか進め、健康危機から人々を守っていく地味な職場であるが、このようなはざまの組織でしかできないこともある。文句や愚痴を言い続け、何度も早期退職や転職を迷い、留学してみたり臨床に戻ってみたりもしたものの、結局ここに戻ってきて、本当は、これまでのように働き続けていきたいと思っているのである。

そして、同僚の公衆衛生医師たちもそう思っていると信じており、続けることができる体制が整うことを深く願っている。

いづれの所を占めて、いかなるわざをしてか、しばしも此の身をやどし、たまゆらも心をやすむべき。

（どんな場に身をおいて、どんなことをして生きれば、しばらくの間だけでも、この身とこの心を安らかにさせておくことができるのだろうか。

『方丈記』鴨長明、光文社古典新訳文庫）

巻末
特別対談

「病院から見たコロナ、保健所から見たコロナ」

大曲貴夫（国立国際医療研究センター病院）
×
関なおみ

（＊この対談は 2021 年 10 月 18 日に行われたものです）

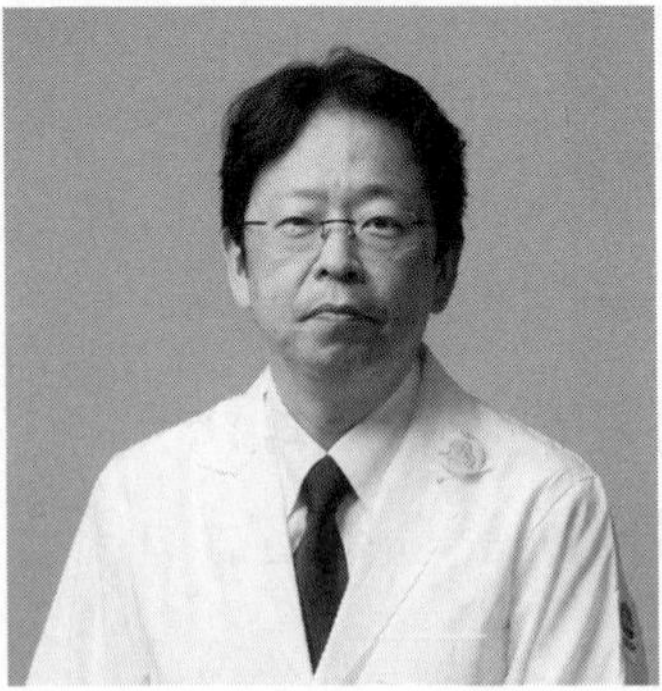

大曲貴夫 先生

（おおまがり・のりお）

1971年、佐賀県出身。1997年、佐賀医科大学（現：佐賀大学）医学部医学科卒業。聖路加国際病院内科入職。2002年、テキサス大学ヒューストン校内科感染症科、04年より静岡県立静岡がんセンター感染症科医長、07年同部長。11年より国立国際医療研究センター病院国際感染症センター、12年より同センター長。専門は臨床感染症学。感染症一般の臨床や病院内外の感染防止対策、感染症に関する危機管理を専門とし、国際的な視点から国を跨いだ患者の診療に貢献する一方、感染症に関する正しく分かりやすい情報発信にも尽力している。新型コロナウイルス感染症に際しては発生初期から治療や感染対策の最前線で奮闘、東京都の新型コロナウイルス感染症医療アドバイザーも務めている。

チャーター便対応から始まった

関　大曲先生、今日は対談に応じていただき、ありがとうございます。感染症科の医師として最前線で闘ってこられた大曲先生に、病院側の立場からのお話をぜひうかがいたいと思ってお願いいたしました。先生と私は、医師としては97年卒で同期ですよね。改めましてどうぞよろしくお願いいたします。

大曲　はい、こちらこそ、よろしくお願いいたします。

国立国際医療研究センターの大曲と申します。ここには「国際感染症センター」という部門があって、臨床も研究開発もしているのですが、そこで責任者をしています。ここに来てから10年ぐらいになります。

来た頃は静かだったのですが、２０１４年にエボラ出血熱疑い事例の受け入れの件がありました。

関　ああ、ありましたね（笑）。

大曲　はい。あの時は、我々が何か悪いことをしたというわけでもないのに、メディアの方々に取り囲まれたり、病院の上をヘリコプターが飛んだりして、犯罪者になったような気持ちを味わいましたね（笑）。そして、今回のＣＯＶＩＤ－19の対応もさせていただいているというところです。

関　私は保健所と他の行政機関を行ったり来たりしてきましたが、大曲先生に初めてお会いしたのは、検疫所から東京都に戻った時でした。２０１４年に国際感染症センターで院内感染についての研修会が開催されて、そこでお目にかかったのが最初だと思います。

その後、都の健康安全研究センターで保健所向けの研修会を催した時に、大曲先生には何度も講師として来ていただきました。

大曲　そうですよね。うかがいました。

関　感染症の患者さんのことでもお世話になって、特に外国人の結核の患者さんはたくさん受け入れていただきました。

――国際感染症センターは、今回のＣＯＶＩＤ－19の対応をいつからされているのですか？

関　たしかチャーター便からですよね。

大曲　はい、本当に一番最初の、武漢のチャーター便の時からですね。ある日、安倍首相がテレビで、日本人を連れて帰ってくるとおっしゃって、「おお、それは大変だな。誰が対応するんだろう」と思っていたら、その次の日曜日に厚労省から電話で「チャーター便の飛行機の中の感染対策を考えてください」と言われたんです。あとは、病院の方にさる上のほうの筋から電話が来て、「受け入れを頼みます」と。

関　結局、全員に健診とＰＣＲ検査をやったんですよね？

最初は何も分からなかった

大曲　一部、検疫所から都立病院に入院した例もあるんですけど、それは全体の数パーセントでしたね。あとは全部うちで健康診断をしました。

　普通であれば症状のある人しかＰＣＲ検査をしないんですが、あの時は「無症状であっても調べるように」と言われて、みんな検査をしました。そのおかげで、無症状でも陽性の人がいると分かったので、結果的にはそれで良かったのですが。

　どこかでそのことを話したら、「そんなことも分からなかったのか。ダメ医者が」みたいなことを言われましたけど（笑）。

関　最初は何も分からないものですよね。「無症状で陽性の人がいる」ということも、「無症状の人からもうつる」ということも、最初は本当に分からなかったんですよね。

大曲　はい。だから、けっこう怖かったですよ。どれぐらいうつりやすいか分からないですし、当時は武漢からのおどろおどろしい映像しかなかったので、どんなに怖い病気だろうと身構えていました。

関　あの時はほんとに、フルＰＰＥでの対応でしたもんね。

大曲　まだワクチンを打っているわけでもないし、治療法もないですしね。ただ、病気への怖さというよりは、突貫工事で受け入れの準備をして、短時間でちゃんと検査をして、それからバスに乗せて「どこどこに連れて行きなさい」といったような、それらのロジスティクスを組んで実行すること自体が大変でした。

ちなみに、うちで診た本当の最初の患者さんは、それより1～2週間前の1月下旬に受診された、日本で3例目の患者さんでした。武漢から来た女性で、その方も、初めは風邪の症状だったんですが、何度か受診されているうちに肺炎の症状が出て、ようやく調べることができて感染が分かったんですよね。あ、日本に入ってきているんだな、と思ったものです。

東京都との関わり

——東京都のアドバイザーにはいつから就《つ》かれたのですか？

大曲　最初は都知事と専門家の意見交換会でした。それで、3月の終わりか4月頃に、「診療体制の検討をするアドバイザーになってください」という話になって、救急科の教授の先生方と、都立駒込病院の今村《いまむら》顕史《あきふみ》先生や僕のような感染症医が集まったという感じです。

関　それ以降、ずっとですものね。毎週、モニタリング会議のニュースをテレビで見ないことがない。ダイヤモンド・プリンセスも大変だったでしょう。

閉じなかった国境

大曲　重症の人が多くて、辛かったですね。夕方に病院に電話が来て、患者さんが来るのは真夜中だったり。それがずっと続いたので、ちょっとへばりました。厚労省、東京都、保健所など、あまりにもいろいろなところと連絡を取らなければならなくて、それができる人があまりいないので、連絡については一人でやっているような状態だったんです。

関　それで現場で患者さんも診ていたんですよね。

大曲　はい、診ていましたね。病気としてどういう病気か、さっぱり分からないので、毎日診て叩き込むしかないと思って、毎日診ていました。あれはあまりよくなかったですね。今は現場のことはかなり若手に任せてしまっていますが、当時はあまりにも有事過ぎて、それもできなくて。もう少し分業すればよかったです。

それが1カ月ぐらい続いたところで、もうヘトヘトになったので、ちょっとさぼりたいと3月の中旬に実家に帰ったりして、ああ少し休憩したな、と思っていたら、今度は第1波が始まったんですよ。

関　あの期間、もうちょっと水際対策を頑張ってほしかったですよね。ヨーロッパとかアメリカにも感染拡大していたのに、閉じなかった。それで、日本国内にどんどん入ってきてしまった。

大曲　国境を閉じていなかったので、すでにけっこう入ってきていたんですよね。でも、その裏ではダイヤモンド・プリンセス対応で大変だったので、たぶん無理だったかもしれないと思っています。

関　第1波もけっこう重症例が多かったですよね。基礎疾患のある中・高齢者層が多くて、そのへんが怖かったです。

大曲　ある程度の年齢以上の方とか、持病のある方がバンバン肺炎になってきてしまうんですよね。急に増えるんです。しかも、前触れなしに、ワッと増えていく。病棟もすぐに埋まりました。

関　第1波でCOVID‐19の全容を一通り経験したっていう感じですよね。

大曲　そうですね。よく何とかしたなと思いますね。これを言うと差し障りがあるかもしれませんが、第1波は、もっと検査ができていたら、たぶんすごい数の陽性者だったはずですよね。

関　そうですね。保健所が検査を断っているように言われていましたけど、断っているのではなくて、国の示した検査対象の定義があったから、それに基づいて対応していただけです。それにやはり、全部には対応できなかったと思います、いろいろな意味でキャパもなかったですし。

大曲　やはり医療が必要な方は早く診断して、助けるっていうのが筋だと思うんですよね。ただ、あの段階で「ちょっとした風邪の人でも、誰でもいいですよ。病院に来てください、調べます」とやったら、病院がパンクしていた。これは体感的に分かります。

元気でも「検査を受けたい」って来られたら、検査せざるを得ないですよ。だけど、そのバックにいる重症の人とか中等症の人が埋もれてしまったら、意味がない。それだけは避けたい。実際に軽症の人が山ほどいて中等症の人が埋もれたらどうなるか、我々は第5波で見てしまったわけですよね。検査をたくさんして陽性者を見いだすことはできますけど、それ以上に中等症以上の方をちゃんと見つけ出して、すぐに医療につなぐというのをやらなきゃいけない。

怖さが伝わらない

――では、第1波の時は、私たちが思っているよりも、感染者は多かったという認識ということですね。

大曲　そうですね。5～10倍はいたのではないかと思います。たぶん若者とか、けっこう感染していたんだと思うんですよ。卒業旅行とかにかなり行っていましたから。

関　こんな時期でも海外に行っているんだなと思いましたよね。

大曲　はい。個人的には、海外で得体のしれない感染症になったら、隔離はされるし、帰って来られない。下手をしたら死んでしまうといった怖さがあると思っていますけど、そこまでは想像できないんでしょうね。

関　ＣＯＶＩＤ－19については、何か、ちゃんと伝わらない感じがありますよね。情報を出しても変に炎上したりして、病気の実態が結局うまく伝わっていない。マスコミも偏っていますよね。正当に怖い病気だって言っているのに、「わざと言ってるんじゃないか」とか。

大曲　そういった勘繰《かんぐ》りはありますよね。それから、コロナの患者さんを診ていなさそうな方が、いかにもたくさん診ているかのように話して、すごく極端な話をするとか。それがまた面白いものだから、取り上げられるんですよね。ファクトに基づかずに話す人がけっこういる。

関　そう。それがそのまま真実として認識されてしまう。

――ずっと奮闘なさってきて、今ようやく一息ついたという感じですか？

大曲　そうですね。第5波が本当にしんどかったので。今、僕は「バーンアウト」ってことになってますので（笑）。今は何をする気も起きないということで……（笑）。

関　いえいえ、全然そうは見えませんが……（笑）。でもお互い、本当に疲れましたよね。強制的に今、休まないと、もう二度と休めない。ここまで減ることはないだろうな、みたいな現状ですものね。

大曲　僕も本当にそう思っています。とにかく今さぼろうと。でないと、もたないですよね。11月か12月にはきっと荒れると思うので。

感染の波の要因

――それはどういう予測のもとでですか？

大曲　やっぱり季節性要因は確実にありそうですよね。一般的に、冬には呼吸器感染症が増えやすいというのが一つ。あとは、結果的に季節性という現象になるんですけど、人の動く時期と流行は連動している。12・1月、3・4月、夏休み前、夏休み中、年末年始といったところですね。

それらの時期は人流が大きい。僕らが東京でよく見ているのは繁華街で、レジャー目的で滞在した人の人口密度を見るんです。ただ、それ以外にも、遠くに出かけてしまう人とか、繁華街にも遠くにも行っていないけれど、仲間で集まって飲んでいたりする人とかですね。そういう感染も少なくないんじゃないかな。

関　第3波は明らかに、クリスマスパーティーと忘年会でしたよね。あれはすごくリアルに分かった。ですけど、第5波の原因はいまいちリアルに分からない。ただみんなが弾《はじ》けちゃっただけかな、みたいな。

求められる「医療側の覚悟」

大曲　それにしても、この本の原稿を読ませていただいて、保健所が本来やらなくてもよいことをずいぶんなさっているなと思いました。この仕事は民間が引き受けちゃったほうがいいんじゃないかとか。保健所の方々に、医療的なものまでやっていただいている。そのままにしておいたらよくないと思うんですよね。絶対よくないです。医療側が引き受ければいいんですけど、医療側はやはり、ＣＯＶＩＤ－19を引き受けるには覚悟がいるみたいで。

――それは、病院経営の観点からですか？

大曲　経営の問題は大きいと思います。あと、コロナの患者さんを診始めたら、他の患者さんが来なくなってしまうのではないかという思いなどでしょうか。現実的なところでは、一人陽性者が出ると、届け出だ、何だって、エネルギーも時間も要るんです。それがちょっと嫌だとかですね。それだけでもないとは思うのですが。現実には医療の現場で担い手が増えない。

――国が国立病院に、半ば強制的に受け入れ体制を取らせよという議論もありますが。

大曲　でも確かに、指揮命令系統がないんですよね。本当は命令してでも、コロナ患者用のベッドを空けなきゃいけないっていうことなんだと思うんです、一般論としてはですね。今の日本の社会の枠組みだと、それがしやすいのはやっぱり行政の管轄下にある医療機関ということになる。だから国立病院とか公的病院、ＪＣＨＯとか、うちみたいな独立行政法人とかになるんだと思うんです。

でも、それだけじゃ足りない。だから、まず議論としてそこからこじ開けようっていうのは、賛成云々というよりは、必要と思っています。それでも足りないってなった時に、どこまで踏み込んで議論すべきかということは、すごく考えます。

野戦病院で何をする？

――野戦病院を作れという声もあります。

大曲　はい。第5波の時、話題になりましたが、野戦病院を作って、そこで何をするのかが問題ですね。

関　たぶん「野戦病院」のイメージが統一されていない。たとえばベトナム戦争の負傷者収容所みたいなのを想像しているとか、国境なき医師団のエボラ出血熱対応テントみたいなものを思い描いている人もいたりとか、いやいや日本の体育館みたいなところにベッドが並んでいる様子をイメージしていたりとか。言葉が独り歩きしている感じですよね。いまどき野戦、しないじゃないですか。野戦病院という言葉がよくないと思いますね。

大曲　よくないですよね。具体的に考えた時、たとえば東京で何が問題だったかというと、自宅療養中の方が不安で救急車を呼ぶということがありました。実際、体調も悪かったりします。そんな場合のために、とりあえず受け入れ先として、入院までは必要ないけれども点滴するとか、そういう人を受け入れる場を作った。酸素ステーションなどですね。

一方で本当に入院が必要な方々がおられて、でもその方々が入るベッドが空いていないので、空くまでの間、待機していただくための入院待機ステーションも作ったんですよね。要は、目的ありきで作ったんです。

関　保健所の現場から言うと、陽性者を家においておくと危ないから、どこかの施設に入っておいていただくというのは、すごくリアリティを持って分かるんです。ほんとに毎晩1時間おきに救急隊から電話がかかってきて、病院が見つからないと言われて、そういう時は、どこでもいいから並んでいるベッドに連れて行って対応してほしかったですけど。怖いですもん、この人、今晩入院できなくても大丈夫だろうか、みたいな選択が。

――その時ホテルは機能していなかったんですか?

関　入れてもらえなかったです、全然。これについては、ちょっとずるいなと思うのは、東京都は保健所が機能していないからホテルに入れなかったというんですけど、逆ですよ。都の宿泊調整担当のほうから「もうホテルがいっぱいなので、なるべく入れないでほしい」って言われたから、みんな入所調整要望を出せなくなってしまったんです。

第3波の教訓を踏まえて増やしてはいたけれど、第5波の感染爆発に対してホテルの数が少なかった。14カ所だったんです。それがあっという間にいっぱいになって。それで7月末の時点で、よほどの人以外は入れるなって言われたから、みんな困ったなという感じでやっていたら、ブワーッと自宅療養者が増えてしまって。その後、フォローアップセンターは30代以上の自宅療養はみませんということになって、メチャクチャなことになって。

ホテルっていつもそうなんです。第3波の時もそうでしたけど、ワーッ足りない、となってワーッと増やすと、もう減ったから要りません、みたいな感じになって。動きが早いから、しょうがないんですけどね。

保健所の負担が重すぎる

——大曲先生から保健所に対する要望などはありませんか?

大曲 いや、それは特にないですよ、普段からお話ししていますからね。ただ、先ほども言いましたが、保健所の医療対応が明らかに多すぎる。その負荷でバンと、いずれ潰れちゃうよって、そうですよね。

関 無理ですよ、だって所長を除くと、保健所に医者は1、2人しかいないですから。

大曲　そこはもう、医療でカバーできるものは医療に回すべきです。人の移動から入院調整から何でもかんでも保健所にお願いするんじゃなくて、もうここまで広がるぐらいの病気になってしまったのだから、ある程度のところからは医療側の裁量でできるように、仕組みを変えちゃったほうがよいのではないかと思っています。

関　新型インフルエンザの時ぐらい重篤度が低ければ、全部の医療機関でもそんなに怖がらないで診てくれると思いますけど、なかなかそこまでいかないですよね。ＣＯＶＩＤ－19が怖いのは事実なので。それにしても、保健所の負荷が重すぎるというのが意見です。

大曲　重いですよね。受け入れられるところからでいいから、それまで保健所が担っていらした医療的な業務を引き受けるようにしないと。

関　たぶん入院調整は、医療機関が直接やったほうが早いんですよね。患者さんのためにも、入院するような事例は直接、入院調整を都の入院調整本部と病院がやったほうがいいと思いますよ。そうじゃないとやっぱり手遅れになってしまう。

大曲　陽性になった方は、とりあえず救急隊の判断で連れて行くか連れて行かないかを決めて、連れて行くにしても行き先は自分たちで決めて、動いてから保健所に連絡する。というふうに少しずつ、変わっていています。

関　あとは検査ですよね。検査対応をちゃんと切り離す。検査全てに保健所が関わるのはもう無理っていう感じです。

大曲　どこでもどんどんやれるようにすればいいんですよね。

クリニックで検査できない理由、陽性者を数え続ける理由

関　普通のインフルエンザと同じように、町のクリニックの保険診療で誰でも受けられるようにすれば、何ら問題はない。そうならないのは、値段の問題なんですかね。自己負担があるのとないのとみたいな。みんな同じにしてしまえばいいのに。

大曲　あとはあれですよね、きちんと情報を取りたいっていうのはありますよね。件数とか。

関　ああ、保険診療で行政検査をするための都と医療機関の契約がありますからね。

大曲　はい。手を挙げるんです、都なら都に医療機関が、「うち検査やります」と。で、「許可する」となると、「やった検査の数と陽性者の数などを上げなさい」と指示をいただきます。そのデータのおかげで、東京都のあのグラフは書けるのです。

関　まあ、でもこれだけ検査件数が増えれば、別にもう、行政検査じゃなくてもいいですよね。

大曲　ええ、そう思います。

関　新型インフルエンザの時は、検査体制は医療体制の中の話だったのに、それが医療から出てきてしまって保健所にくっついているというのが、すごくおかしいと思うんですけどね。

大曲　指定された感染症なので、件数を把握すべきなのもよくわかります。でもそうすると、関先生が今おっしゃったような、手続きや報告は発生します。

関　陽性者数はどうなんですかね。世界中が数えているから、やめられない？

大曲　ですよね、たぶんね。

関　いつ世界はやめるのでしょうか。新型インフルも最初は全員数えていましたけど、ある時から入院例だけにしたじゃないですか。それはＷＨＯがフェーズ6の「modelate（モデレート）」を宣言したからで。今回はどうなるんですかね。世界中みんなずっと数えているんですかね。

大曲　数えてます。もう全数なんかいいじゃんみたいに言ってくれる人もチラチラ出てきていますが、まだ全体ではないですよね。

——大曲先生的には、もう数えなくてもいいんじゃない、と？

大曲　そこは正直難しいところです。現実に人々はその数に反応して行動変容しますので。

関　そうなんですよ。「天気予報」みたいなものなんですよね。

――発表されるのが重症者の数だけになれば、それに反応するようになるような気もしますが。

大曲　ええ、そうシフトするといいなとは思うんですけどね。

ただ、ちょっと思うのは、重症者が増えてから気づいても遅いんです。だから、数えるのは継続するけれど、現場の負担を軽くするために手続きをすごく簡単にするとかですね。

強毒化より、医療のひっ迫――同じ病気でも風景がまったく変わる

――重症者数の変化については、強毒化したとか、弱毒化したとか言われましたが。

大曲　分からないです、難しいんですよ。たぶん実際はそれほど変わっていないんだと思うんですけど。難しいのは、医療のひっ迫状況で、入院時の重症度というのは全然変わってしまう。手遅れになってしまったり。そっちの影響のほうが絶対に大きいと思うんですよ。

同じ東京で見ていても、7月の前半ぐらいだと、入院してくる患者さんは、確かに40、50、60代が多かったです。でも、中等症の始まりぐらいの比較的まだ軽い人が多くて、入院して治療すれば1週間ぐらいですぐによくなって帰っていたんですね。

それが、だんだん発症から入院までのタイミングが遅くなり、入院時の重症度が上がってきてしまって。そうやって悪くなってから治療を始めた人は、なかなかよくならない。そういうふうに短期間で変わっていってしまったんです。

で、それは患者さんが増え過ぎたからの話なので、ああ、やっぱり同じ病気でも、医療の状況が変わると、風景もまったく変わるなと思いました。

関　入り口で見ていて一瞬パニクったのは、ひまわり経由の消防隊からの電話で、ある時から急に30代の人の相談が来るようになって。30代でＳｐＯ２（酸素飽和度）が90％前後ですと言われて、まさかそんなことはないだろうと確認すると、本当だ、っていうのがすごく増えたんです。それで誰がハイリスクなのかが急に分からなくなって、すごく自信がなくなりました。

以前は、40代以上の人から先に対応するように指示をしていたのですが、そんなふうに30代でけっこう重症例が続いて出てきた時には、優先順位がつけられなくなってしまって。

もう１つ。自宅療養者を保健所でたくさん抱えるようになった時に、10日過ぎても全然よくならない人がけっこういたんです。後遺症なのか、本当に悪化しているのかが分からなくて、しかも受診させても、病床がひっ迫していて、その後に入院できる見込みがない状況だったので、健康観察を担当している看護師に「この人たちはコロナとして扱い続けていいのか、どっちなんですか？」って問われて、とりあえず状態が悪ければ継続として、往診をお願いして評価してもらう、などといった対応をしました。すごくゲームがレベルアップした感じがあって、怖かったですね。

母集団Ｎの問題

大曲　やっぱり分母がすごかったんだと。

関　ということなんですかね。株自体というよりも？

大曲　短期間で見ている限りは、そう感じましたね。

関　臨床で診ていると、言うほど強毒化していたっていうイメージではないんですね？　やはり数が勝負、Ｎの問題なんですね。

大曲　はい。たとえば第４波の頃は、大阪で若い人たちがどんどん悪化している、と言われていることがありましたよね。東京からすると、ピンと来ない、というような感じでした。

関　東京はそうでもなかった。

大曲　はい。そして第５波では逆だったんですよね。

関　なるほど、やはり広まり方の問題なんでしょうかね。

大曲　やっぱりそうかなと思いました。

関　東京の第4波が楽だったのは、高齢者施設に出なかったから。すごく楽に感じましたよね。

——それはどうして出なかったのですか？

関　やっぱりワクチンなんでしょうね。そこが第3波とすごく違っていて、第4波は楽だった、って言うと言い方が悪いですが、新規陽性者数の山も高くなかったですし、50歳以上の人がほとんどいなかった。それはNの問題なんですね。

大曲　そうだろうと思いますね。病原性という話もあるにはあるんですよ。そう思わせるようなデータもないわけじゃない。たとえばシンガポールでは比較的そういったものが広がっているんじゃないかとか、あるのですが。でも目の前で大きな変化として見えるのは、むしろ医療の状況の影響かなと思いますね。

——すごく基本的な質問になってしまいますが、日本では外国ほど感染者数や重症者数が多くならない。その差は今見ると、何なんでしょうか。衛生観念などですか？

大曲　うーん、やはり他の国と比べて、感染の拡大の程度は相対的には小さいということは大きいのではないでしょうか。また、やっぱり早い段階で入院させるかどうかとか、そういった違いがけっこうあるんでしょう。衛生観念の違いもかなり大きいと思います。たとえばやはり外国の方はマスクをしたがらない方が多いですよね。あとこれは、留学していた時に感じたことですが、街中でもいろいろな臭いが強かったり。衛生観念が違うのかもしれないと感じたことはあります。

それに体型の問題、ＢＭＩの関係もあるでしょう。あとは医療体制として、繰り返しになりますが、やっぱりなるべく早くから病院に入れるとか。ほかは、高齢化人口の比率が説明しやすいみたいですよ。

関　なのに、ファクターＸとか、そういう幻想ばかり膨らんでしまって。

大曲　たとえば、日本でも地域ごとに入院患者さんの重症化率が違う。これはやっぱり医療制度の違いじゃないですか。でも、そう言っても、ファクターＸみたいな話が流れてしまうんですよね。いろいろな多因子が絡《から》んでいる現実を無視して、一つのことだけで説明しようとするんです。病原性が、とか、ウイルスが強毒化したんじゃないかとか。

関　もともとコロナウイルスは日本や東アジアに蔓延していたから、他よりも強いんだ、なども言われますよね。

医者の見立てが一番危ない

大曲　一人の医者の現場で診た印象を、すごく大きく取り上げてしまうのもありがちですね。いつも言うことですし、これは自分自身もついついそうなりがちなのですが、医者の印象って危ないんですよ。

関　1例を診ただけで、全体像を見たように言ってしまうのはよくないですよね。

大曲　そうなんです。医学の世界には、物事の偏った見方を戒める教えがちゃんとあって。特に医者っていうのは、直近で診た印象深い例の印象に、ものすごく判断を引っ張られるので、危ないって言われているんですね。だから、東京都の会見で聞かれても、「いや、医者の見立てが一番危ないですから」と答えているんです。

――話は変わりますが、第6波の懸念材料はどんな感じなんでしょうか？

関　どう思いますか？

大曲　すごい数の新規陽性者が出ないと、みんなが反応しなくなってしまっているじゃないですか。あれがやっぱり、一番よくないと思っていて。

関　私もそう思います。

大曲　ですよね。リスクが高い、だから行動を変えてほしい、と言っても、なかなか伝わらないというか。悪意を持って読み替えてしまう人がいるんですよね。メッセージを濁《にご》してしまう。時にはメディアが、けっこうメジャーなテレビ局までがそれに加担したりする。それでメッセージが濁ってしまうんです。

関　去年の話題はＧｏＴｏでしたけど、今年はワクチン検査パッケージになってしまうんですかね。

大曲　みんなの関心がいろんなところに散ると、リスク情報に無関心になってしまう。だから、世の中の空気次第というかですね、みんなの気持ちがあちこちにブツブツって切れてバラバラになるようなことが何かあると、そればっかりにニュースが集中して、実は感染が火を噴き始めていても、みんな警告をあまり聞かなくなる。

そうこうしているうちに、感染がある程度の閾値《いきち》を越えて大流行してしまう。で、フルコースの台本みたいになるんじゃないかなっていう。それは懸念します。

関　逆に今、ここまで新規陽性者が減っているのはどうしてなんですかね。すごく気持ちが悪いんですけど……。

大曲　やっぱりワクチンってすごいんじゃないですかね。

関　ワクチンと、いや、私が思うには、かかるべき人が一応、一通りかかったってことがあるんじゃないかと。

大曲　あ、それはそうですよね。

別々のコミュニティがある

関　コミュニティイミュニティ（集団免疫）の意味合いが、今ちょうどよくバランスが保たれているのかなとは思います。

大曲　そうそう、そこは私では力不足なのでプロに解説をお願いできればと思っています。たぶんあれですよね。イメージとしては、予防策を守らず、アクティブに活動している、かかりやすいハイリスクコミュニティと、予防策を守っている善良な、まずかからないコミュニティがあって。で、ハイリスクコミュニティの中では、ワクチンの接種率も相当に上がり、既感染者の比率も相当に高いから、いわゆる集団免疫的なものが成り立っている。

——集団免疫という考え方、とることができるんですか？

大曲　わかりませんが、素朴には、社会の集団を単一と捉えるのではなく、行動の違いなどである程度区分して、その特定の集団のなかでの集団免疫、ということは素朴には考えられるように思います。よかったです、関先生、同じことを考えている人がいて。

関　見ているとそういうふうに見えますよね。

大曲　ですよね。みんなが一様だと思わないほうがよくて、国が違うぐらいのイメージで見てみる。すると、東京の中にハイリスク国と、そうでないローリスク国の人たちがいて、生活圏も全然別になっている。ライフスタイルもあまり重ならない。で、ハイリスク国の人たちの中ではもう、ワクチンは打つだけ打って、感染も流行るだけ流行ってしまって、もう焼け野原みたいになっていて、いったん流行りようがなくなっているというか。

関　風しんがそうだったじゃないですか。働きざかり世代でブワーッと広がって、でもいったん落ち着いた。みんながワクチンを打ったとは思えないですけど。

大曲　そうですよね。

関　で、5年たったら今度は、地下アイドル追っかけ系の人々などの層で広がったじゃないですか。たとえばそれと同じことが起きているのではないかと思って。だからワクチンを打っていなくても、かかるべき人が大多数かかってしまったら、いったん収まりますもんね。

大曲　一定のコミュニティの中で、燃え盛って終わってしまうということですよね。

関　2回かかっている人がいますから、ちょっと分からないところもありますけど、陽性者数の落ち方がそんな感じですよね。そして問題は、これがいつまで続くか。やっぱり冬には来ますかね。

大曲　今のこれぐらいの対策を、大多数の方々が続けているうちは、意外と静かな気がします。

第6波の自衛策

――どのぐらいの対策ですか？　マスク、手洗い……。

大曲　宴会に行かないということでしょうか。

関　やっぱり4人以上の会食は厳しいのではないかなと思いますよ。声も大きくなりますし。

――エアロゾル感染、空気感染するからマスクは意味がないという声もありますが。

大曲　それについてはですね、どう説明するのがいいのかな。つまり、こうしてしゃべったりしていて出る粒というのは、すごく大きいものから小っちゃいものまであるんですよね。それが本来です。それで、たぶんコロナは、多くは大きい粒で感染することがわりと大多数なんだけれども、もうちょっと小っちゃい粒でしばらくは浮いてるようなものの関与もあって、それも無視できないよっていうのが、分かってきたということなんだと思うんです。

要は、粒の大きさが違うだけ。そしてその大きさの違いは連続しています。一部の人たちは、完全にそれを2つに分けてしまっていて、ものすごい大きいものと、小っちゃいものに分かれているイメージを持っている。そしてどっちが中心か、っていう議論になってしまっている気がするんですよね。だから、小っちゃいものを通してしまう不織布マスクは意味がないと言うのだけれど、そうではなくて、連続しているんだからそんなことはないんです。

関　感染力の違いはあるでしょう。量の問題とか。

大曲　ええ、量の問題もありますよね。

関　結核だって、N95じゃないと防げないとは言いつつも、マスクをしているのとしていないのでは全然違いますから。そういうことですよね？

大曲　ええ、そう思います。だから必要なのは、やはり換気と不織布マスクだと。

ニューノーマルのへの道は？

——では、最後にニューノーマルへの道について。少し長いスパンでどう考えればいいのでしょうか？

関　さっきもお話ししましたが、なかなか全部の医療機関で診るっていうところまでは行かないのですかね……。

大曲　そうなんですよ、そこまでは簡単に行かないんですよね。

関　長い道のりですかね。

大曲　関先生のおっしゃるとおりで、全部の医療機関でちゃんと診られるような体制になる。それが大前提だと思うんですよね。でも、診たことがない人がまだたくさんいるわけで、そうした人たちはみんな、やはり恐れまくっている。医療者たちが、です。その感情はよくわかります。だから、やっぱり時間が相当かかるのかな、という気はします。

――それに対して、そんなに心配しなくても大丈夫だよとは言えない。

大曲　それはさすがに嘘になってしまいます。でももう、やがて天下の回りものになるので診るしかない、とは思っています。もちろん、普通の病気扱いは、たぶんまだ社会ではしてもらえないでしょう。そこを踏まえた上でどうお膳立てをしていくか、環境を整えていくかという話だと思っています。

関　タミフルやリレンザみたいに、治療薬がすぐ処方してもらえるぐらい巷《ちまた》に溢れたら、どうなんでしょうね。

大曲　ああ、けっこう内服薬は大きいと思いますね。あとは、重症者もそんなに多くなくなって、医者がみんな患者さんを受け入れること自体に抵抗がなくなって、というのが自然と回るようにならないといけないですね。

関　そうなる日まで、我々は倒れないようにしましょう。本日は貴重なお時間をありがとうございました。

対談構成・オバタカズユキ

あとがき――叶えられた祈り――

叶えられなかった祈りより、叶えられた祈りの上に、より多くの涙が流される
（アヴィラの聖テレサ『叶えられた祈り』トルーマン・カポーティ、新潮文庫）

ラジオの時間

そもそも本書を書こうと思ったきっかけは、都庁着任早々の、第1波間もない頃の電話である。

前述のとおり、当時、全てのマスコミ対応の電話が課長席に集中しており、「コロナ」と

いうキーワードがあれば、広報課すら受けてくれない状況のもと、とあるラジオ局から、番組の取材でということで、電話が回ってきた。マスコミは管理職が対応と決まっているが、ラジオ局だからということで、当初一般職員が対応しようとしてくれたが、内容を聞いてみると対応できないので課長にお願いしたいとのことだった。

電話に出てみると、「今度当ラジオで『保健所が大変だ！』という特集を組みたいと考えているのですが、そもそも何が大変なのか分からないので、教えてもらえないでしょうか？」というのである。

当時、毎日19時頃に記者対応していた私としては、ちょうどその準備に追われる時間の電話だったこともあり、イラっとして、「そもそも保健所が何をしているところなのかはご存知でしょうか？」と聞いてみると、知らない、という。「全く調べていません。保健所が忙しいと言っているのに、保健所にお電話するのも何なので」

それは全くそのとおりであるのだが、それで、さらに忙しい（であろうと少なくとも想像してほしい……）都庁へ電話をしてくるというのもどうなのだろう。

どうしてそんな状態でそんな企画がラジオ局内で通ったのかさっぱり分からなかったが、今それをこの私が一から説明しなければならないのはどう考えても理不尽である。この第1

波の最中、一から保健所について説明するほど暇な人は、少なくともここにはいない。

「まずは『保健所』というもの自体について、ネットや書籍でお調べになってから、必要に応じてご連絡いただけませんでしょうか？」

と言って電話を切った。

結局、その後電話はかかってこなかったが、それで良かったのだろうかと、その後自問自答していた。考えれば考えるほど、保健所について簡単に分かるものなど、この世にないのではないか、という気がしてきたからである。

誰も知らない

保健所が何をしているのか知るための、具体的な方法は何があるだろうか。各保健所の事業概要を見る（ホームページに載っている区もあればない区もある。どこで手に入れたらよいのだろう）。保健所を所管している東京都福祉保健局保健政策部のホームページを見る。厚生労働省健康局健康課地域保健室のホームページ、日本公衆衛生学会のホームページ、全国保健所長会のホームページもある。でも保健所が実際何をやっているかは書いていない。公衆衛生関係者向けの雑誌『公衆衛生』『公衆衛生情報』『保健師ジャーナル』などを読むのはどうか。マニアックすぎるか。王道は『国民衛生の動向』（厚生労働統計協会）ではないか。それとも医学部や看護学部の公衆衛生の教科書を紐解《ひもと》いてもらうのがいいか。

いやいや、そういった教科書では実務的なことは学べないだろう。そういえば、保健所管内に看護学校があると、「公衆衛生学」の授業の講師をやらされることがあった。期末テスト問題を作り、再試までやり、学生と仲良くなって、戴帽式まで出席したことがあったっけなあ……。

考えれば考えるほど、どこにも一般の人に分かりやすく「保健所」というものを説明したものはない、という気がしてきた。それまでそれくらい保健所は、普段、表舞台には出てこない存在であったのだ。スポットライトなど当たらなくていい。地味で淡々とした組織であり続けることが、平和の象徴だったのだ、という気がしてきた。

今回、急に表舞台に引っ張り出されて大変だと騒いでいるが、その一方で、誰も、保健所がこれまで地域の健康と安全のために果たしてきた役割や、ＣＯＶＩＤ－19対策の全体像を踏まえた感染症対応の大変さを説明してこなかったのである。

そんなわけで、その罪滅ぼしということでもないが、今後のことも踏まえ、そもそも保健所とは何をしているところなのか、ＣＯＶＩＤ－19の感染症法上の位置づけや対策方針によって、保健所がどうして大変になっているのか、分かっていただけるよう、本書では記載したつもりである。

カメラを止めるな！

本書を書こうと思い立ったもう一つの理由は、私が４月に異動した保健所を舞台に撮影していたドキュメンタリー映画『終わりの見えない闘い　新型コロナウイルス感染症と保健所』の公開である。

　これは２０２０年６月から２０２１年３月まで、一保健所内の執務室での職員の対応を中心に、ＣＯＶＩＤ－19対応に悪戦苦闘する場面を撮影し続けたもので、日本公衆衛生学協会などの協力を得つつ、クラウドファンディングで資金を集め、完成したものである。

　このパイロット版を観た際に、保健所で働いたことがある関係者には理解できるものの、一般の人が観た場合、ずっと映っているのは狭い事務所にひしめいている職員であり、ただただ電話対応に追われている場面ばかり続き、なぜこのような状態が起きているのかが分からないのではないかと強く感じた。

　第１波以降の新規陽性者数の推移や、各事業の立ち上げと変遷など、背景を説明する何らかの解説書があれば、この貴重な映像の価値が生きてくるのではないか。そんな思いもきっかけとなり、本書では、映画で出てきた事業や通知、背景としての国や都の動向について、なるべく詳しく取り上げている。

完成した作品を試写会で観た際には、ナレーションや解説も手が加えられて改善され、誰が観てもよく分かるようになっていた。ぜひ機会があれば、本書とともに、この映画も鑑賞いただければと思う。

ちなみに、１９９０年に薬師丸ひろ子主演（研修医役）の『病院へ行こう』という映画が公開されたが、そのパロディとして、「保健所へ行こう！」という連載をネットに公開していたことがある。いつかこの「保健所」という地味な組織の現状やその中で働くことについて書いたものを本にすることが夢であったが、今回のＣＯＶＩＤ－19をきっかけとして、その一部がやっと日の目を見ることとなり、本当に嬉しく思う。今回お世話になった編集者の方だけでなく、当時お世話になった編集者の方にも、御礼と報告をしたいと思っている。

東京で起こることは、その後地方でも起こる

また、この本を書く必要があると思った実務的な動機としては、都市部で起きることは、

その後地方で起こるということを確信しているからである。実際、２０２１年１月の第３波で、沖縄、大阪、北海道などで起きた高齢者施設や医療機関でのクラスター発生、重症病床のひっ迫については、読めば分かるように、ほとんどが東京の第１波で起きたことである。また、ＣＯＶＩＤ－19の流行が世界の各都市で繰り返し生じている中、東京で後から同じことが起きているという状況もある。インドでデルタ株が流行した際、酸素マスクをした陽性者が入院できずに担架に乗せられてテントに並べられている様子や、酸素濃縮器も不足したことは、ニュースで見て知っていたが、まさか同じようなことが東京で起きるとはさすがに予想していなかった。

そもそも１６６５年にロンドンで流行したのはペストであったが、その記録にすら、今でも役に立つ内容が含まれており、書くことで時間や空間を超えて知識や情報が共有できることの重要性を実感している。

本来、このような現象は感染症対策に限ったことではない。英国留学中、公衆衛生の分野では禁煙対策やセクシャルマイノリティの健康問題などが主流であった。果たして10年以上が経過し、日本でも受動喫煙防止法が制定され、ＬＧＢＴに配慮した政策や同性婚に対する条例が定められるようになった。昨今はＳＮＳの普及で、例えば「＃ＭｅＴｏｏ」やジェンダーギャップに係る問題などについて以前とは比べものにならないほど速いスピードで世界に波及するようになってきているが、最先端の事件やムーブメントは、情報や人口が集中する地域でまず話題になり、拡散していく。

歴史は繰り返すというが、四大文明の発祥以降、このような新たな課題の出現と拡散は何度も起きていることなのだろう。

叶えられた祈り

安易に夢を語ったり、願いなどかけるものではないのかもしれないが、私はこれまで、転職や異動のたびに書かされる調書の中で、毎回希望する部署の欄とにらめっこしながら、厚生労働省の結核感染症課長をやるよりも、東京都の感染症対策課長をやることの方を、ひとまずの最終目標にしていた。

加えていうならば、イベントが大嫌いな私は、オリンピック・パラリンピックのない年に感染症対策課長をやるのが夢だった。２０２０年はオリンピックが延期となり、本当にその夢が叶った。

短い期間ではあったが、生きているうちに願いが叶う人は幸せだ、ということであれば、私は幸福な方に分類されるであろう。

一方で、自分が一番やりがいを感じている時に、突然そこから異動させられるという事態は、私の人生の中で何回となく繰り返されてきたので、それほど動じないはずであったが、今回ばかりはかなり未練があり、その未練を昇華するためにも、本書を記しているというところもある。

私の「マニュアル」人生

毎年の公務員の自己申告書作成にあたり、自分の性格や特技を書く欄があるが、その際に長所は「冷静沈着」「俊敏」、特技は「マニュアル作成」と書くことにしている。

そもそもの始まりは、医学部時代にたまたま試験対策委員となった当初、担当として作成した小児循環器内科の過去問対策集が好評だったことから、その後も調子に乗って、最後には医師国家試験対策副委員長をやっていた。以来、何かをできる限り簡潔に、誰にも分かりやすくまとめることに熱中し、行政に入ってから作ったマニュアルは数知れない。

２０２０年から２０２１年にかけて、保健所→都庁→保健所と異動した私にしかできないことがあるとするならば、多少の文章力を、議会答弁や、のりとの作成ではないことに活かし、ＣＯＶＩＤ－19の発生当初から現在まで、各事業の立ち上げを行った側と、使用する側の両方の立場を経験した者にしか書けない内容を書き残しておくことだと思い立った。

そして、今後再び新たな感染症が発生しても、同じ苦労をする人がいることのないよう、そもそも現場で何があったのか、できる限り正確な記録と、今後生かしうる教訓を残しておくことが我々の責務だという気もして、デフォーの『ペストの記憶』、カミュの『ペスト』、そして鴨長明の『方丈記』に励まされ、書き続けることができた。

そもそも「天職」は英語で「calling」もしくは「vocaiton」であり、その語源はラテン語の「vocare（呼び出す）」の過去分詞であって、「誰かこの仕事をやってくれませんか」という声がたまたま聞こえ、振り返ってみたら自分しかいなかった、というような状況を示すものだという。

そういうわけで、これは与えられた使命をまっとうするという、理想を貫くための作業、というところもある。それが自分以外の人々の救いになるのかどうか、実のところ分からないし、本業の疫学分析を踏まえ、専門雑誌に論文として投稿した方がよいのかもしれないが、一般の人にもＣＯＶＩＤ－19と第一線で闘う都庁や保健所の現状を知ってほしいという思いから、新書での発行となった。

シークレット・エージェント

これまで区、都、国、WHO、検疫所、研究機関など、いろいろなレベルの行政機関で感染症対策の仕事をしてきて分かったことは、対象の規模は異なっても、業務の中身や処理方法や組織内の仕組みには本質的に大きな違いはないということである。各レベルの行政機関において、少なくとも1人以上は存在する、プライドを持って真摯に業務に取り組んでいる事務職と一緒に仕事をするのは楽しかった。

そもそも感染症科医ではなく外科医を目指していたはずなのに、感染症の仕事ばかりしてきたのは、どこでも何でもなんとかやっていきますという態度でいると、たまたま声をかけられるポストがいつも感染症の仕事だったからであって、便利に使われているだけであるし、そもそも公衆衛生医の中では、新興再興感染症対策をやる人がほとんどいない、というだけのことかもしれない。

とはいえ、狭い世界なだけに、それなりの人脈ができ上がっていて、フォーマル・インフォーマルの情報交換を行いながら、今回の対策がうまくいったという面もある。

私が戦争映画を観るようになった理由

中学生の頃にシネマ研究会を立ち上げて以来、映画マニアを貫く私だが、これまではホラー映画と戦争映画は観ないことにしていた。ところがＣＯＶＩＤ－19発生後から、急に趣向が変わり、やたらと戦争ものが気になって観に行ってしまうようになった。２０２０年から２０２１年にかけて観た戦争映画は『ダンケルク』『１９１７　命をかけた伝令』『彼らは生きていた』『地獄の黙示録　ファイナル・カット』『大脱走』『アルキメデスの大戦』『ミッドウェイ』『きまじめ楽隊のぼんやり戦争』である。

その中でも『ダンケルク』と『きまじめ楽隊のぼんやり戦争（通称、きまぼん）』は、通常同じ映画は二度と観ない私が、４回以上繰り返し観ても飽き足らない状態の映画となった。

きまぐれコロナとぼんくら戦争（ネタバレ注意）

自分の中では、２０２０年度の日本映画ベスト1として不動の位置を占める『きまぼん』であるが、この映画にやたらと思い入れがある理由としては、自分もトランペット吹きであるということと、毎朝、町長のように朝礼をしていることもあるが（ちなみに体操はしていない）、

・正体の分からない相手と、町長に言われるがままに戦っているという状況（実際のところ、誰が町長に命令しているのかも不明）

・そもそも融通の利かないお役所体質のまま、勝ち目のなさそうな戦い方をしていること

・主人公が疑問を感じても相談できる相手がいないこと

・やっと見つけた心安らぐような瞬間は、その大切さが分からない人々のくだらない行為によって、いとも簡単に踏みにじられてしまうこと

といったところであろう。

片桐はいり演ずる定食屋の女将が、「川の向こう側には恐ろしい奴らがいる」という言葉を繰り返すものの、川の向こう側の人々に会ったことはないし、どう恐ろしいのかは知らなくてよいと言う。そして町長は、何かあるごとに「詳しくは忘れてしまいましたが」と言うのだが、つまりだんだんとやっていることの意義を上に立つ人も下で働く人も深く考えなくなる。

そのような状況なので、川原に寝そべり、見えない相手に向かって、ただただ銃を9時か

ら17時まで打ち続けるという、とうてい勝ち目もないような戦い方を無駄に続けることになる。上から言われて最新兵器を持ってきて、使ってみれば、その威力のあまりの大きさに耐えられない。戦う相手が「正体不明」ということの影響について、深く考えさせられた。

また『地獄の黙示録』では、ファイナル・カットで見て初めて、なぜあの長さが必要なのかが理解できた気がした。自分が極限状態で働き続けてみて、大音響で『ワルキューレの騎行』をかけながらナパーム弾爆撃をしたり、いきなり軍服を脱いで水着になりサーフィンし始めたり、暗闇の中で虎に追いかけられたり、フレンチウーマンとデカダンな時を過ごしたり、ジャングルの中で突如プレイメイトのステージが始まるといった、意味のないように見えるエピソードや大げさな映像が、なぜ必要だったのかが、よく分かる気がした。

異常な状況に追い詰められると、人間は全然合理的でない行動を取り始めたり、とんでもない決断を下したり、攻撃する必要のない相手を攻撃し始めたりし、それらが連鎖して現場はめちゃくちゃになっていくのである。

感染症パニック映画とか、SFよりも、戦場の方がよっぽど自分の職場と同様の臨場感があり、現場の苦悩や馬鹿馬鹿しさが共有できた。本書のタイトルを「戦記」としたのは、このような思いからである。

私の大切な人が幸せでありますように

本書を記した最後の理由を挙げるとするならば、激務の中、このまま定年まで働き続ける自信がなくなってきたからである。

以前、公衆衛生医師は、退官の際に記念講演をすることになっており、そこで各保健所長が今までの経歴を踏まえた体験談と、後輩への教訓を聞かせてくれるのが習わしであった。COVID－19の発生以降、大人数で集まれないといった事情もあって、現在は開催されていないが、私だったらぜひ話したい、と思ったのが、『ユニコ』の話と、「指揮者」の話である。定年まで勤務に耐えられないのではないかと思う一方、どうしてもこれらの話は後輩に伝えたいという思いから、最終章に書かせていただいた。

記録すること、書くことの大切さを教えてくれたデフォーに本書副題を捧げ（本当の副題にはできなかったので、冒頭3頁に掲げてある）、かつて共に働いた、今も不夜城で働く仲間たち、また、今は違う場所の違う分野で活躍をしている仲間たちへ本書内容を捧げ、不条理と闘い続けたカミュに締めくくりを捧げ、終わりたい。

そうして医師関なおみは、ここにいったん区切りを迎える記録を書こうと決心したのだった。

黙して語らぬ人々の仲間に入らぬために、これらＣＯＶＩＤ－19対策に襲われた都庁や保健所の職員たちに有利な証言を残しておくために、彼らに対して行われた理不尽な扱いと暴力的な業務量の、せめて思い出だけでも残すために、そして、ただ単に、災厄の最中で学んだこと、すなわち、人間の中には軽蔑すべきものより賞賛すべきものの方が多い、と語るために。

いつの日か、共に闘った仲間たちと、ざっくばらんな飲み会で心の底から話し合い、カラオケで十八番《おはこ》の歌を聴く、そんな日常が戻ってきますように。

（＊）繰り返しになるが、本書の内容は著者の見解であり、著者が所属しているもしくは所属していた組織の公式見解ではないことにご留意いただきたい。

本書の各章のタイトルなどは、個人的な趣味で、状況を連想するような、本や映画のタイトルなどから引用しながら使わせていただいた。元の作品も思い出しながら読んでいただければ、多少なりともこの重くなりがちな内容を、軽い気分で楽しみながら読んでいただけるかと思う。

まだこの闘い（戦い）は続いている。ＣＯＶＩＤ－19の流行状況とその対策・施策は変化が速く、この本が出版される頃までには、本書の内容がだいぶ古くなっているかもしれないが、その点についてはどうかご容赦いただきたい。

【参考資料】

『国民衛生の動向』一般財団法人 厚生労働統計協会編集

『DDT革命 占領期の医療福祉政策を回想する』C・F・サムス著、竹前栄治編訳、岩波書店、1986年

『占領期の医療改革』杉山章子著、勁草書房、1995年

「たんぽぽのちえ」植村利夫（『こくご二年上 たんぽぽ』光村図書）

WHOウェブサイト「Pneumonia of unknown cause - China」
https://www.who.int/emergencies/disease-outbreak-news/item/2020-DON229

東京都福祉保健局ホームページ「接待を伴う飲食店等の経営者・従業員に向けた普及啓発動画を作成しました——新型コロナウイルス感染拡大防止普及啓発動画——」
https://www.fukushihoken.metro.tokyo.lg.jp/iryo/kansen/corona_portal/link/settaicoronadouga.html

厚生労働省健康局結核感染症課「一類感染症が国内で発生した場合における情報の公表に係る基本方針」
https://www.mhlw.go.jp/content/000601059.pdf?fbclid=IwAR1_fIE-jEFMrjRMSO78ehazMIrIRmQ_fHn9jzYR-U5oQsaHgalA7v0Fviw

新型コロナウイルス感染症対策分科会 偏見・差別とプライバシーに関するワーキンググループ「偏見・差別とプライバシーに関するワーキンググループこれまでの議論のとりまとめ（概要）」
https://www.cas.go.jp/jp/seisaku/ful/gaiyou_henkensabetsu_torikumi.pdf?fbclid=IwAR293ZPqobDfnVG5wchX-64EE47hYi4BQUsTUNwYTPZ8X9MJifoyONM0vg

【COVID－19との闘いを生き抜くための勇気と知恵を与えてくれる映画と本】

◇映画編

『終わりの見えない闘い　新型コロナウイルス感染症と保健所』宮崎信恵監督、２０２１年

都内の保健所において、保健師を中心とした職員たちが、突如発生したＣＯＶＩＤ－19への対応に奮闘する様子を２０２０年６月から２０２１年３月まで撮影したドキュメンタリー映画。

第２波、第３波を受けた保健所の悪戦苦闘の状況が生々しく伝わる。本書で書いている「電話が鳴り止まない保健所」「紙と白板で闘う保健所」「保健所が得意とする１例ごとの丁寧な相談と対応」を映像として実感いただければ幸いである。

『きまじめ楽隊のぼんやり戦争（英題：The Blue Danube）』池田暁監督、２０１９年

川を挟んで隣町と戦い続けている架空の町を舞台に、毎朝の朝礼と体操は欠かさず、９時から５時まできっちり戦う兵隊たちの物語。もはや戦う理由についても、戦う相手についても、詳しいことは誰も知らないし、考えないことになっている。

公務員として、ただただ命令されたとおり、非効率な方法で、非効率な戦いを続けている。それはそれである意味、平和な毎日。それが変わらずにそのまま続くと思っていたのであるが、誰がどうやって決めたのかも分からない、すごい兵器を使うことになり、日常は変わり始める。

今回の「オリンピック・パラリンピック開催決定」と、「観客入れちゃってもいいんじゃないの?」という判断は、まさに、この映画の中の、「誰かの判断で命令が下され、戦っている相手だけでなく、自分を含めた町民全体も、その被害に遭うことが分かっているにもかかわらずなんだかよく分からないが言われるがまま、すごい兵器を使っちゃう」という感じによく似ている。一番辛い時に観た映画なだけに、何度観ても、辛かった日々の記憶が蘇る。

『地獄の黙示録　ファイナル・カット（原題：Apocalypse Now Final Cut)』フランシス・フォード・コッポラ監督、1979年

ベトナム戦争末期、戦争の後遺症（ＰＴＳＤ）でいったん前線から離れていた主人公は、その確かな腕を買われ、カンボジアのジャングルに独自の王国を築いているという大佐の暗殺を依頼されて戦場に戻ってくる。乗組員の誰にもミッションを打ち明けぬまま、大河を遡っていく中、戦場の狂気を目撃し、またそれらに巻き込まれていくうちに、いったい何と戦っているのか分からなくなってくる。戦争が長引けば長引くほど本来の目的が失われ、全体の統一が取れず、ローカルルールが発生していく様子が克明に描かれている。

賛否両論ある映画であるが、このＣＯＶＩＤ－19との先が見えない闘いの最中にこそ、観る意義がある。戦争の馬鹿馬鹿しさ・無意味さというものを、長さをかけて体験することが重要であることから、ぜひ１８２分のファイナル・カット版での鑑賞をお勧めしたい。

『ダンケルク（原題：Dunkirk）』クリストファー・ノーラン監督、２０１７年

陸からも敵。空からも敵。海の上にもＵボート。第２次世界大戦初期におけるフランス、ダンケルクの海岸に追い詰められた英仏兵士たちの絶体絶命の状況を、時間がテーマのクリストファー・ノーラン監督らしく、地上では１週間、海では１日、空では１時間で描く。ＳＦ超大作映画を撮ることができる監督が作る戦争映画は、迫力が違うということを実感できる。

史上最大の撤退作戦である「ダイナモ作戦」の史実に基づく、いわゆる「負け戦映画」であるが、観た後に勇気と希望を感じる。関連した題材を扱った作品としては、『つぐない』（原題：Atonement、ジョー・ライト監督、２００７年。ダンケルクのシーンはワンカット映像である）、『ウィンストン・チャーチル　ヒトラーから世界を救った男』（原題：Darkest Hour、ジョー・ライト監督、２０１７年。ダイナモ作戦を決める側の苦悩が描かれている）、『人生はシネマティック！』（原題：Their Finest　ロネ・シェルフィグ監督、２０１６年。女性のエンパワメント映画としても秀逸である）などがあり、こちらも興味があればぜひ観ていただきたい。

『大脱走（原題：The Great Escape）』ジョン・スタージェス監督、１９６３年

第２次世界大戦中、ドイツ軍は、連合軍捕虜の脱走に手を焼き、その常習犯たちを集め、脱走が極めて難しい環境に設置した新設の収容所に収容した。この収容所からの脱走のため、捕虜の兵士たちは、綿密で大規模な脱走作戦を実行する。戦闘シーンは出てこないし、不屈の男たちの気分を盛り上げるテーマ曲「大脱走マーチ」が明るいだけに、最終的な結末の痛ましさがかなり軽減されている。本作品は２０２０年２〜３月に「午前十時の映画祭10－ＦＩＮＡＬ」でリバイバル上映された。

　長期にわたって苦しめられ、解決策がなく、無力感を感じで誰もが屈してしまうような状況からの脱走は、非常に難しい。生き残ることができるのはほんの少数である、ということを実感するための映画である。貧困からの脱出も同様であるとして、プリンストン大学の経済学部教授が書いた『大脱出――健康、お金、格差の起原』（アンガス・ディートン著、松本 裕翻訳、みすず書房、２０１４年）でも引用されている。

『彼らは生きていた（原題：They Shall Not Grow Old）』ピーター・ジャクソン監督、２０１８年

　英国・帝国戦争博物館（ＩＷＭ）が所有する第１次世界大戦の記録映像を利用して製作されたドキュメンタリー映画。次に紹介している映画『１９１７』のノンフィクション版として同時期に公開された。原題の意味をしみじみ感じてほしい。

　個人的には、私が研究していたコロモジラミ媒介感染症の一つである「塹壕熱《ざんごうねつ》（Trench fever）」について、その名前の由来を、第１次世界大戦時に塹壕で流行したことから命名された、と聞いていたが、実際の塹壕と、1着しか貸与されない戦闘服の映像を観て、確かにコロモジラミとその媒介感染症がまん延するに適した環境だとリアルな映像で実感することができた。

『1917　命をかけた伝令（原題：1917）』サム・メンデス監督、2019年

題名どおり、1917年、第1次世界大戦下の西部戦線を舞台に、電話も電報も通じない状況において、ある英軍兵士が、攻撃中止命令を翌朝までに前線の部隊に伝える命令を受け、それを遂行するまでの一日を描いた映画。「驚異のワンカット映像」が宣伝文句の映画であり、臨場感あふれる映像で観ている者が体験しているかのように感じることに成功している点は高く評価したい。だからこそ、観るたびに、毎日あれをやらされるのはたまらない、と実感してしまうという意味が、本書を読んで分かってもらえるだろうか。

◇書籍編

『ペスト（原題：La Peste）』アルベール・カミュ著、1947年
宮崎嶺雄訳、新潮文庫、1969年／中条省平訳、光文社古典新訳文庫、2021年

言わずと知れた古典であり、COVID-19の流行下、新潮文庫版の売り上げは100万部を突破した。本作はフィクションであるが、感染症（ペスト）が拡大していく街の人々の臨場感の描写が素晴らしい。新潮文庫の宮崎訳、２０２１年9月に発行された光文社の中条訳、どちらのも甲乙つけがたいが、端正な文章で厳粛な気持ちになるのは宮崎訳、平易な言葉で自分事として捉えられるのは中条訳か。

ＮＨＫ「１００分de名著」ブックス『アルベール・カミュ　ペスト：果てしなき不条理との闘い』（中条省平著、ＮＨＫ出版、２０２０年）には、カミュの半生も含めた詳しい解説も掲載されており、併せて読むことをお勧めする。

『ペストの記憶（原題：A Journal of the Plague Year）』ダニエル・デフォー著、１７２２年
武田将明訳、英国十八世紀文学叢書第3巻、研究社、２０１７年

『ロビンソン漂流記』（原題は本書の3頁の副題のごとく長い）が有名なダニエル・デフォーによる、１６６５年のロンドンで起きたペストの流行の手記。感染症の流行というものを市民の目線で捉えた秀逸なノンフィクションである（デフォー本人の体験談ではなく、叔父から聞いた話、ということにはなっているが）。

感染予防のための3密回避は、今に始まったことではなく、どんな感染症にも有効な古典的手法であることがよく分かる。様々な訳が出版されているが、研究社の訳が最も臨場感あふれ、語り口も迫力があるのでお勧めである。こちらもＮＨＫテキスト「１００分de名著」が出版されており、分かりやすく解説されている。

『方丈記』鴨長明著、1212年　蜂飼耳訳、光文社古典新訳文庫、2018年

前半は、火事や竜巻、遷都、飢饉や地震などといった災厄について、がルポルタージュ風にリアルに描写されていて、自分が経験しているような気分になる。後半は庵での暮らしを通じ、感じたことや考えたことが書かれ、一つ一つの言葉にしみじみする。このような読書体験を通じ、やはり自分は日本人だったのだなと実感することとなる。この文庫版には原典や関係する和歌、訳者のエッセイなども掲載されており、大変お得である。

『戦う操縦士』サン＝テグジュペリ著、1942年　鈴木雅生訳、光文社古典新訳文庫、2018年

第2次世界大戦初め、ドイツ軍とフランス軍の睨み合いによる「奇妙な戦争」は、ドイツ軍の電撃攻撃によって突如破られ、フランス軍は惨敗、機能不全に陥っていた。サン＝テグジュペリは自ら現場の操縦士を志願し、無謀で無益と分かりながら、最前線であったフランス・アラスへの偵察飛行任務に飛び立つ。『星の王子さま』（または『ちいさな王子』）や『人間の大地』『夜間飛行』は読んだことがある方も多いと思うが、今読むべきは、この作品である。

著者の言うとおり、「なんらかの災厄によって行政機構という見事な機械が狂ってしまい、もはや修復不可能なことが明らかになるたびに、やむをえず機械の代わりに生身の人間でなんとかする」などということは、本来、本末転倒もはなはだしいのであって、あってはならないと私は信じている。

『文学こそ最高の教養である』駒井稔＋「光文社古典新訳文庫」編集部編著、光文社新書、２０２０年

ステイホームで手持ち無沙汰になったら読書をお勧めする。読書するといっても何を、と迷うのなら、本書を手に取り、今なお新しい古典文学の世界に足を踏み入れてほしい。14名の翻訳者が編集者との対談を通じてナビゲートする各国古典文学の入門書であり、この本を読むと、面白すぎて全部読みたくなる、というのは本当である。先行き不明の時こそ、いつの時代の作者とも共感しつつ対話できる読書という経験は、本当に貴重である。

年月	主な課題	都の動き	国の動き・通知等
8月 第5波	・パラリンピック開催(8/24～9/5) ・自宅療養中の急変事例が課題に	8/5 都の1日の新規陽性者が5,000人を超える 8/10 流行状況を踏まえた保健所の疫学調査の優先順位付け等にかかる通知、濃厚接触者の対応にかかる医師会への協力依頼通知 8/21 酸素・医療提供ステーションの設置を開始 7/31～8/26 宿泊療養施設を3箇所増やし、17施設を確保 8/27 フォローアップセンター健康観察対象者を40歳未満へ 8/27 中等症II以上の陽性者における救急搬送を消防庁と夜間入院調整窓口で直接調整へ 8/27 夏季休業明けの都立学校におけるPCR検査支援策について通知(9月を対策強化月間)	8/3 入院治療の重点化、それ以外の陽性者は自宅療養を基本との通知 8/23 医療機関等に対し、16条の2に基づく協力要請 8/25 臨時の医療施設(入院待機施設)の設置推進に関する通知 8/27 学校等に抗原キットを配布、学校での対応ガイドラインを発出
9月	・9/8 選手村閉村 ・抗体カクテル療法に対する注目 ・急激な陽性者の減少	9/6 フォローアップセンター健康観察対象者を65歳未満へ 9/9 自宅療養者等への訪問看護事業開始。陽性妊婦への対応にかかる医療機関向けの通知 9/21 抗体カクテル療法促進事業(9/22コールセンターの一部開設)開始	9/27 中和抗体薬(ソトロビマブ)の承認、薬局での医療用抗原検査キット販売許可

※本表の内容は、防疫対応を中心としているため、医療体制及び新型コロナウイルスワクチンに対する対応については、多くの保健所に関係する内容のみとしている

年月	主な課題	都の動き	国の動き・通知等
4月【第3回緊急事態宣言4/25～6/20】	・高齢者等への優先接種開始 ・自治体などでの予防接種予約システムのトラブル多発	戦略的検査体制担当発足 定期予防接種事業がワクチン担当から防疫担当へ 防疫担当における変異株プレス対応開始 4/5 変異株情報のHER-SYS入力を依頼 オリパラ対応のため、保健衛生拠点の設置 ゴールデンウィークにおける保健所相談体制整備の依頼 4/20 自宅療養者に対する医療支援強化事業の開始（往診、電話診療等）	4/15 ステージ判定の指標等の精緻化及び補強 4/20 インド株（現：デルタ株）国内初症例の確認
5月 第4波	・高齢者のワクチン予約希望の殺到	組織委員会等関係部署がオリパラ開催に係る対応説明のために各保健所を訪問	5/21 モデルナ社・アストラゼネカ社のワクチンの薬事承認 5/24 大規模接種施設の開設 変異株（デルタ株）を対象とした水際対策強化 5/28 高齢者施設等への集中的検査対象の拡大（通所等） 学校等への検査拡大（基本的対処方針に追記）
6月	・オリパラ開催を巡り議論続く ・基礎疾患を有する者等への優先接種開始	オリパラ開催に係る保健所への感染症発生時の対応説明会開催	6/4 感染拡大地域の積極的疫学調査における濃厚接触者の特定等に関する通知 6/9 医療機関等への抗原検査キットの配布に関する通知 6/18 特例郵便等投票及び濃厚接触者の投票について通知
7月【第4回緊急事態宣言7/12～9/30】	・デルタ株の拡大 ・オリンピック開催（7/23～8/8） ・病床や宿泊療養施設のひっ迫により自宅療養者が急増	オリパラ期間を踏まえた疫学デイリーレポート作成開始 7/8 都内オリンピック会場での無観客開催を決定 陽性者急増により宿泊療養が制限、対象者を必要な者に限定 7/21 酸素濃縮器の活用について通知 7/27 フォローアップセンター健康観察対応30歳未満へ	7/19 中和抗体薬（カシリビマブ及びイムデビマブ）の特例承認 7/30 感染拡大地域における濃厚接触者の特定の効率化に係る通知

年月	主な課題	都の動き	国の動き・通知等
2021年1月 第3波【第2回緊急事態宣言 1/8～3/21】	・陽性者の急増により、保健所業務の優先順位付けが必要な状況へ	ワクチン担当班発足（新型コロナワクチン、定期予防接種事業（肺炎球菌ワクチン補助含）を担当） 1/7 都の1日の新規陽性者が2,000人を超える 1/21 後方支援病院の開設支援 1/22 保健所の疫学調査等の重点化「臨時対応」発出 1/25 自宅療養者フォローアップセンターの全都展開（食料品の提供、パルスオキシメーターの貸与） 夜間入院調整窓口外部委託開始 健安研における変異株スクリーニング検査開始 都立病院における後遺症相談窓口設置開始	1/8 感染研積極的疫学調査実施要領改定（調査の優先順位について追記） 1/22 医療機関・高齢者施設等における幅広い検査の実施（プール検査法含む）について 民間検査機関における変異株スクリーニング検査補助 検疫等での誓約書を違反した者等に対する対応について
2月	・アルファ株の国内拡大	感染症法改正に伴う対応（様式変更・罰則規定、自費検査機関に対する措置対応の検討など） 2/26「流行状況を的確にとらえた新たな対応」を発出 iCDC担当における変異株プレス対応開始	2/2 プール検査や抗原検査キットの活用による集中的実施計画の策定を位置づけ 2/3 感染症法の改正施行・新型インフルエンザ等感染症に位置づけ（2/13施行） 2/10 法改正に伴う対応の通知（発生届様式変更、自費検査を提供する者に対する協力要請等） 2/16 自治体へN501Y変異株検査件数報告を依頼 緊急事態宣言の延長に伴う諮問委員会による7つの提言が提出 ファイザー社ワクチンの薬事承認 2/25 退院及び就業制限の取扱いについて、人工呼吸器等による治療を行った場合を追加
3月	・デルタ株の世界的伝播 ・医療従事者のワクチン接種開始 ・ディープフリーザーの配置検討	クラスター早期発見のための深掘疫学調査（感染源対策） 国等と連携したモニタリング検査の試行 医療機関におけるスクリーニング検査の試行 高齢者肺炎球菌ワクチン接種助成承認（10月開始） 3/4 医療従事者等への接種開始 3/30 都立・公社病院に「コロナ後遺症相談窓口」を順次設置 3/31 自費検査提供医療機関に対する実施件数の報告を依頼 3/31 入院・宿泊等調整システム（現：感染症情報システム）導入	高齢者施設等におけるスクリーニング検査に係る国への調査報告（一斉定期的検査） 繁華街等におけるモニタリング検査開始（内閣官房主催） 3/5 HER-SYSに変異株PCR・ゲノム解析結果入力欄設置

年月	主な課題	都の動き	国の動き・通知等
8月 第2波	・高齢者施設等への感染拡大、クラスターの多発 ・COCOAユーザーから保健所へ検査希望の問い合わせ殺到	8/3 一部を除く都内保健所のNESIDデータをHER-SYSへ移行し全面導入	検査体制整備計画策定に係る調査 保健所即応体制に係る調査 8/18 流行地域における施設等への幅広い検査も行政検査とする通知 8/21 COCOA通知による検査を行政検査（濃厚接触者ではない）とする通知
9月	・診断・検査医療機関へのHER-SYS ID付与が義務付け（発生届の電子化の促進）	9/1 感染症対策部応援職員の大規模な入れ替え 入院医療機関向けHER-SYS説明会の開催 保健所へ診療・検査医療機関の指定に伴うHER-SYS ID振出対応依頼	9/15 検査体制の拡充に向けた指針 「今冬の季節性インフルエンザ同時流行を踏まえた対策」について（診療・検査医療機関の補助金申請にHER-SYS, G-MIS登録が義務）
10月	・高齢者がインフルエンザ接種に殺到し、小児などの予約が取れない状況	10/1 東京iCDC発足 10/1 高齢者インフルエンザ定期接種助成事業開始 10/9 ペット同伴用宿泊療養施設の開設 発熱相談センター設置（COCOA通知に係る検査案内含む）	10/16 医療従事者・介護従事者における有症状者への対応 10/23 新型コロナワクチン接種体制確保事業について通知
11月	・外国人コミュニティでの感染拡大 ・自費検査、社会経済活動のための検査、イベントのための検査等の発生届遅延、未提出、位置づけなどが課題に	議員提案による検査を受けない者に対する罰則付き条例の検討 自宅療養者フォローアップセンターの設置（都保健所から試行）	他自治体に居住している者の郵送検査等についての発生報告の整理（陽性者数報告を別とする考え） 国の情報公開サイトに係る対応 11/19 高齢者施設等への重点的な検査の徹底要請 11/24 自費検査を実施する検査機関が情報提供すべき事項の周知及び協力依頼
12月	・夜間の救急搬送先医療機関調整が急増し、保健所の負担が増大 ・入院・宿泊ともに逼迫、自宅待機の増大	12/16 中等症専用医療施設の開設 都立病院等における救急隊による患者搬送時のPPE廃棄の依頼 12/28～1/4 保健所職員輪番による夜間入院調整窓口の試行	12/18 第1回自治体向け新型コロナワクチン接種体制確保事業説明会開催 12/23 変異株に係る水際対策・積極的疫学調査強化等 12/26 英国株（現：アルファ株）国内初症例の発表 国立感染症研究所での変異株に対するゲノム解析開始

年月	主な課題	都の動き	国の動き・通知等
5月	・GW中の各保健所の相談体制確保 ・民間救急車の不足、保健所職員同乗対応の見直し	保健所へ医師会とのホットライン設置を依頼 情報管理担当の発足 宿泊療養担当の発足 PCRセンター担当の発足 5/21 新規陽性者数修正プレス対応 都区保健所合同課長会開催（疑い事例の救急搬送における保健所確認について議論） オリパラ用陰圧車両の保健所への貸与	5/13 抗原定性検査キット承認 5/27 都道府県主管部へ救急機関との搬送・移送に係る調整について通知 5/29 陽性者の療養期間を14日間かつ症状軽快後72時間へ（陰性確認2回を不要）、積極的疫学調査実施要領改定（濃厚接触者への検査実施が原則、濃厚接触者の健康観察期間14日間） 警察等への陽性者情報提供協力依頼
6月	・第1波を踏まえた対策の検討 ・HER-SYSの導入調整	知事選にiCDCの設置を公約 医学研で抗体検査を実施 保健予防課長会でのHER-SYS説明会開催 第1波の経験を踏まえ第2波に備えた保健所からの意見収集 「東京アラート」から「モニタリング会議」発足 抗原検査キットの導入、島しょ地域への配布 島しょ地域における陽性者対応包括補助創設（宿泊療養等の設置補助） 保健所経由の医療機関入院者数報告を廃止（重症者数把握については別システムで実施） 6/30 疑い患者の救急搬送に係る東京ルール運用開始	6/2 検査体制強化に向けた指針 6/3 唾液検体によるPCR検査を保険適用 6/12 退院基準について（発症から14日間が10日間へ短縮） 6/15 抗原キット陰性についてPCR検査確定を不要 6/16 コロナ陽性者入院重点医療機関及び疑い患者受け入れ協力医療機関について 6/19 今後を見据えた保健所の即応体制の整備 6/19 COCOAをリリース
7月	・新宿地域より感染が再拡大、都や国が支援対応	7/5 都知事選にて現知事再選 健康安全部から感染症対策部が分離 防疫・情報管理課、事業推進課の2課体制へ 検査体制整備担当（PCRセンター担当含）の発足 モニタリング会議担当の発足 保健所支援担当の発足 7/10 接待を伴う飲食店等に向けた動画作成 7/13 演劇イベントでの感染拡大について、総合防災部とともにプレス 7/20 健安研への保健所支援拠点（トレーサー班の募集）を設置 新宿区PCR検査センター支援 飲食店での陽性者に係るLINEを活用した相談（もしサポ）開始 区市町村連絡会議開催（補助金事業説明） COVID-19に対する集団感染報告（週単位）を開始	7/3 COCOAに係る処理番号発行開始 繁華街ワーキング設置 7/15 地域の流行状況に応じた幅広い検査も行政検査とする通知 7/17 無症状者に対する唾液PCR及び抗原検査キットが適応 7/28 新型コロナウイルス感染症が発生した場合の情報の公表について（飲食店名等） 7/29 搬送、葬儀、火葬に関するガイドライン発出

【東京都における防疫対応及び保健所に関連したCOVID-19対策の主な経過】

年月	主な課題	都の動き	国の動き・通知等
2020年 1月	・保健所へ電話が殺到 ・入国者に対する健康観察が保健所の負担に	1/24 都内1例目報告 1/29 新型コロナ相談コールセンター(一般相談)の設置	1/16 国内初症例の発表 1/23 渡航歴のある者等を検査対象 1/28 名称を「新型コロナウイルス感染症」、指定感染症・二類相当対応へ(2/1施行) 1/29 中国武漢市からのチャーター便での邦人を帰国開始(第一便到着) 都道府県等における相談窓口設置要請 1/30 WHOによるPHEICの宣言
2月	・検査希望の電話が保健所へ殺到 ・サージカルマスク不足が課題に ・都内初の大規模クラスター発生	2/7 帰国者・接触者電話相談センター(受診相談窓口)の開設(当初保健所職員による輪番制、その後民間委託へ移行) 医療機関等へのPPE配布 行政検査における民間検査機関契約(当初は陰性確認検査を対象)	2/17 相談・受診の目安について、症状が4日以上続く場合へ 2/19 横浜港でダイヤモンド・プリンセス号からの下船開始 2/27 検査対象基準の変更(流行地域への渡航歴のない者でも、症状が疑われる者や、医師の判断による行政検査が可)
3月	・接待を伴う飲食店など、様々なクラスターの発生(志村けんさん死去) ・陽性者は全員入院が原則のため病床が逼迫	3/30 カラオケ、ライブハウス、バー、ナイトクラブ等接待を伴う飲食店へ自粛要請	3/4 医療機関での保険診療による行政検査を許可 3/11 WHOがパンデミック(世界的な大流行)の状態にあると宣言
4月 第1波【第1回緊急事態宣言 4/7～5/25】	・院内感染の多発 ・重症者の転院受入困難事例の発生 ・第1波の陽性者急増に伴うFAX送受信トラブル、医療機関からの発生届遅延多発	4/1 都による自治体別の陽性者数の公表開始 4/4 陽性者が1日100件を超え、記者会見 4/7 宿泊療養施設1号オープン 都庁内に入院調整本部が発足 新規陽性者数カウントを検査票から発生届へ切替 検査陽性率・重症者数等のホームページ表示開始 ゴールデンウィークにおける保健所相談体制整備の依頼 保健所向け自宅療養対応マニュアル発出 各保健所圏域における医師会と連携したPCRセンターの開設補助 各保健所への事務職(リエゾン)派遣開始 4/30 患者情報管理センターの発足	4/2 宿泊療養・自宅療養の対象及び自治体における対応に係る考え方について通知 4/15 地域外来・検査センターの医師会等への運営委託を可(PCR検査センターの設置) 4/20 積極的疫学調査実施要領改定(濃厚接触者の定義) 4/30 HER-SYS導入に関する通知、先行利用保健所の募集開始

本文図版作成／キンダイ
目次・扉ほか本文デザイン／熊谷智子

関なおみ（せきなおみ）

1972年神奈川県生まれ。東京女子医科大学卒。英国リバプール大学熱帯医学大学院にて熱帯医学修士、ロンドン大学衛生熱帯医学大学院にて疫学修士、順天堂大学医学部・大学院医学研究科（公衆衛生学）にて医学博士。順天堂大学医学部小児外科学講座非常勤助教。国立感染症研究所昆虫医科学部協力研究員。現在、特別区の保健所に課長級の公衆衛生医師として勤務。いつ終わるともしれないコロナとの闘いの日々に今も晒されている。著書に『時間の止まった家――「要介護」の現場から』（光文社新書）、共著に『研修医って何だ？』（ゆみる出版）、『疥癬はこわくない』（医学書院）などがある。

保健所《ほけんじょ》の「コロナ戦記《せんき》」TOKYO2020-2021

2021年12月30日初版1刷発行

著　者 ―― 関なおみ
発行者 ―― 田邉浩司
装　幀 ―― アラン・チャン
印刷所 ―― 萩原印刷
製本所 ―― 国宝社
発行所 ―― 株式会社光文社
東京都文京区音羽1-16-6（〒112-8011）
https://www.kobunsha.com/
電　話 ―― 編集部03（5395）8289　書籍販売部03（5395）8116
業務部03（5395）8125
メール ―― sinsyo@kobunsha.com

© Naomi Seki 2021 Printed in Japan ISBN 978-4-334-04578-4

1151

ニュースの未来

石戸諭

テレビ、新聞、出版…ニュースを巡る環境が悪化するなか、本当にこれらのメディアに未来はないのか。気鋭のノンフィクションライターが、ニュースの本質とその未来に迫る。

978-4-334-04559-3

1152

「ボヘミアン・ラプソディ」の謎を解く

〝カミングアウト・ソング〟説の真相

菅原裕子

同名映画も大ヒットした「過去1000年で最も重要な曲」にフレディ・マーキュリーが込めたメッセージとは。膨大な資料をもとに、近年ささやかれている、ある「仮説」を検証。

978-4-334-04537-1

1153

日本の食と農の未来

「持続可能な食卓」を考える

小口広太

食の大部分を海外に依存している日本。国内の農業は高齢化や後継者不足が進み、待ったなしの状況にある。今、私たちは何を考え、行動すべきなのか。「等身大の自給」について考える一冊。

978-4-334-04560-9

1154

新聞記者、本屋になる

落合博

新聞記者であった著者はいかにしてひとり本屋を始めることができたのか。定年目前の58歳、子どもは3歳、書店員経験は0。第二の人生、妻の反対を押し切っての本屋開業記！

978-4-334-04561-6

1155

ルポ コロナ禍で追いつめられる女性たち

深まる孤立と貧困

飯島裕子

臨時休校、おうち時間、休業補償、テレワーク……。コロナ禍で生じた出来事の多くでより深刻な状況に陥ったのは女性だった。その背景にあるものを、当事者への取材から探る。

978-4-334-04562-3

1156

日本のジーパン

林芳亭

米国で生まれたジーンズがいかに日本で独自の発展を遂げたのか？　ジーンズ界の重鎮である著者がジーンズの歴史や、日本における受容のプロセス等「ジーパン愛」を語り尽くす。

978-4-334-04563-0

1157

脳の寿命を延ばす「脳エネルギー」革命

ブドウ糖神話の崩壊とケトン体の奇跡

佐藤拓己

巨大で大食漢な働き者「脳細胞」を長持ちさせる助っ人とは⁉　ヒトの脳の発達を可能にしたエネルギーとしてケトン体に注目。認知症・うつを防ぎ健康にも役立つ栄養摂取法を考察する。

978-4-334-04564-7

1158

田舎暮らし~~読~~毒本

樋口明雄

田舎暮らしにスローライフは存在しない！　東京から自然豊かな地方に移住して20年の小説家が満を持して贈る、田舎暮らしのノウハウと闇。本書を読まずして移住するべからず！

978-4-334-04565-4

1159

知ってるつもり

「問題発見力」を高める「知識システム」の作り方

西林克彦

「わからない」を見つけるために「きっちりわからなくなる」には？　ロングセラー『わかったつもり』刊行から16年。今最も求められる「問題発見力」を身につける方法を解説。

978-4-334-04566-1

1160

大下流国家

「オワコン日本」の現在地

三浦展

経済力の低下、人口縮小、ジェンダー格差、メディアの怠慢……この国はどこまで堕ちてゆくのか？　80万部超のヒット作『下流社会』から16年、最新データを基に再び日本を斬る。

978-4-334-04567-8

光文社新書

1161

名画の生まれるとき
美術の力II

宮下規久朗

人間にとって必要不可欠な「美術の力」とは? 「名画の中の名画」から「美術鑑賞と美術館」「描かれたモチーフ」「信仰と政治」「死と鎮魂」まで。美術史家と読む、美術の本質に迫る55話。

978-4-334-04568-5

1162

野蛮な大学論

酒井敏

大学人よ、学問の本道に戻って野蛮さを取り戻せ! 「京大変人講座」主宰の京大名物教授が、大学、アカデミズム、教養の本質をズバリ指摘する。豊かな社会のための大学改革論。

978-4-334-04569-2

1163

「問い」から始まる哲学入門

景山洋平

2600年にわたる哲学者の語りあい。そこでは何が問われたのか。なぜ「問い」続けてきたのか——。「問い」の歴史とその意味を知る、不確かな世界を生き抜くための哲学入門。

978-4-334-04570-8

1164

物理学者、SF映画にハマる
「時間」と「宇宙」を巡る考察

高水裕一

フィクションが未来の科学を導く!? タイムトラベルから星間飛行まで、物理学者とともに探る一度は夢見たSF世界の可能性。科学の目で見直せば、SF映画はもっと楽しくなる!

978-4-334-04571-5

1165

くじ引き民主主義
政治にイノヴェーションを起こす

吉田徹

民主主義=選挙ではない。選挙によらない民主主義の形態を歴史的に振り返りつつ、政治参加のための「くじ引き」の可能性を示す。傷ついた民主主義をアップデートする希望の書。

978-4-334-04572-2

光文社新書

1166
なぜ中学受験するのか?
おおたとしまさ

やり方次第で「良薬」にも「毒」にもなるのが中学受験。気鋭の教育ジャーナリストが膨大な取材経験と古今東西の文献から導き出した、中学受験の是非論へのファイナルアンサー。

978-4-334-04573-9

1167
毛
生命と進化の立役者

稲葉一男

えっ⁉ 脳の中の毛? ウイルスから守る毛? CO_2で止まる毛?「細胞の毛」研究三〇年のスペシャリストが、生き物や自然、そして私たちの命を支える驚くべきミクロの世界を綴る。

978-4-334-04574-6

1168
肥満・糖尿病の人はなぜ新型コロナに弱いのか
「糖質過剰」症候群Ⅱ

清水泰行

新型コロナのパンデミックや病状悪化の要因となると考えられる糖質の過剰摂取。本書では糖質過剰が新型コロナだけでなく数多《あまた》の疾患の原因となる理由を、最新研究を交え伝える。

978-4-334-04575-3

1169
人生を変えた韓国ドラマ 2016～2021

藤脇邦夫

「愛の不時着」「梨泰院《イテウォン》クラス」「賢い医師生活」「イカゲーム」など世界を席巻するKコンテンツの一つとなった韓国ドラマ。その深い魅力を傑作80選とともに徹底解説!

978-4-334-04576-0

1170
不登校・ひきこもり急増
コロナショックの支援の現場から

杉浦孝宣+NPO法人高卒支援会

コロナ禍で不登校・ひきこもりの子どもたちは増えただけでなく、可視化されづらくなった。リアルとオンラインを駆使することで前よりもパワーアップした支援現場の知見を学ぶ。

978-4-334-04577-7

1171
保健所の「コロナ戦記」TOKYO2020-2021
関なおみ

'20～'21年にかけ、保健所と都庁の感染症対策部門の課長としてコロナ対策の第一線で指揮を執り続けた公衆衛生医師の記録。国立国際医療研究センター・大曲貴夫氏との対談も収録。

978-4-334-04578-4

1172
火星の歩き方
臼井寛裕
野口里奈
庄司大悟

気球でまわる火星一周の旅から、標高2万m超のオリンポス登山、自然の造形美あふれる極地ツアーまで。3人の研究者による、火星の魅力がとことん詰まったガイドブックの決定版！

978-4-334-04580-7

1173
JJとその時代
女のコは雑誌に何を夢見たのか
鈴木涼美

JJに象徴される雑誌は、なぜ多くの女性の心をとらえたのか。単なるファッション情報だけではない、女性が託したもの、夢見たものとは何か。雑誌の時代への限りない愛着をこめた挽歌。

978-4-334-04583-8

1174
〈問い〉から始めるアート思考
吉井仁実

「問い」は「答え」より大きな力を持つ。生きることは「問い」の模索である――。「目に見えないものを見る」には？　アートディレクターと考える、アイデア&イノベーションの育み方。

978-4-334-04581-4

1175
オリックスはなぜ優勝できたのか
苦闘と変革の25年
喜瀬雅則

下馬評を大きく覆し、2年連続最下位からのペナント制覇は、いかに成し遂げられたのか？　逆に、なぜかくも長き暗黒時代が続いたのか？　元番記者が豊富な取材で綴る。

978-4-334-04582-1